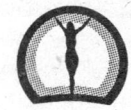 Здоровье — это счастье!

ФЕЛИКС ЛОЕВСКИЙ

475 домашних средств

по излечению инфекционных, детских и прочих болезней

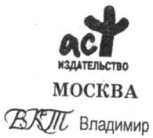

УДК 615.89
ББК 53.59
Л70

Все права защищены. Никакая часть данной книги не может быть воспроизведена в какой бы то ни было форме без письменного разрешения владельцев авторских прав.

Лоевский, Ф.

Л70 475 домашних средств по излечению инфекционных, детских и прочих болезней / Феликс Лоевский. — М.: АСТ; Владимир: ВКТ, 2011. — 192 с. — (Здоровье — это счастье).

ISBN 978-5-17-071785-9
ISBN 978-5-226-03527-2 (ВКТ)

В этом издании приводятся рецепты по излечению повсеместных, инфекционных, детских и прочих болезней. Текст дополнен справочным аппаратом, который облегчит современному читателю пользование наставлениями доктора Лоевского.

Рецепты, проверенные временем, вполне могут дополнять, а в несложных случаях и заменять современные методы лечения, однако прежде чем предпринимать серьезное лечение, в случае сомнений все же рекомендуется советоваться с врачом.

Публикуется по изданию: 1250 домашних средств по излечению всевозможных болезней: Полный настоящий простонародный русский лечебник. — М.: 1866: — 280 с.

Книга публикуется без существенных изменений и правок, незначительно изменена на современную лишь орфография.

Данное издание не является учебником по медицине. Все лечебные процедуры должны быть согласованы с лечащим врачом.

Популярное издание

Феликс Лоевский

475 ДОМАШНИХ СРЕДСТВ ПО ИЗЛЕЧЕНИЮ ИНФЕКЦИОННЫХ, ДЕТСКИХ И ПРОЧИХ БОЛЕЗНЕЙ

Подписано в печать 20.10.2010. Формат 84х108 $^1/_{32}$.
Усл. печ. л. 10,08. Тираж 5000 экз. Заказ № 2884и.

Общероссийский классификатор продукции
ОК-005-93, том 2; 953000 — книги, брошюры.
Санитарно-эпидемиологическое заключение
№ 77.99.60.953.Д.012280.10.09 от 20.10.2009 г.

ООО «Издательство АСТ»
141100, Россия, Московская область, г. Щелково, ул. Заречная, д. 96.
Наши электронные адреса: WWW.AST.RU E-mail: astpub@aha.ru

ОАО «Владимирская книжная типография»
600000, г. Владимир, Октябрьский проспект, д. 7.
Качество печати соответствует качеству предоставленных диапозитивов

© Лоевский Ф., 2010
© ООО «Издательство АСТ», 2011

СОДЕРЖАНИЕ

ПРЕДИСЛОВИЕ К СОВРЕМЕННОМУ ИЗДАНИЮ.....6

ПРЕДИСЛОВИЕ К ПЕРВОМУ ИЗДАНИЮ ЛЕЧЕБНИКА ЛОЕВСКОГО ПО ИЗЛЕЧЕНИЮ ОТ ВСЕВОЗМОЖНЫХ БОЛЕЗНЕЙ.............8

ПРЕДИСЛОВИЕ КО ВТОРОМУ ИЗДАНИЮ........13

Часть первая
БОЛЕЗНИ ПОВСЕМЕСТНЫЕ............14
Глава I. Английская болезнь (рахит)...........14
Глава II. Горячка воспалительная..............17
Глава III. Горячка гнилая....................23
Глава IV. Горячка желчная....................26
Глава V. Горячка лихорадочная................27
Глава VI. Горячка нервная...................32
Глава VII. Горячка с сыпью...................36
Глава VIII. Горячка чахоточная...............37
Глава IX. Детские болезни....................42
Глава X. Оспа...............................47
Глава XI. Желтуха...........................48
Глава XII. Замороженные замертво.............51
Глава XIII. Запой...........................53
Глава XIV. Истерика или кликуша, или порча...55
Глава XV. Ломотная болезнь (ревматизм).......59
Глава XVI. Любострастная дурная болезнь (перелой, сифилис, гонорея)...69
Глава XVII. Любострастный бобон..............71
Глава XVIII. Любострастная течь..............73
Глава XIX. Любострастные чирьи или шанкер...74
Глава XX. Любострастные шишки, наросты и пятна...76
Глава XXI. Моровая язва.....................77

Глава XXII. Падучая болезнь ... 78
Глава XXIII. Родимец или эпилепсия ... 79
Глава XXIV. Обмороки ... 82
Глава XXV. Паралич или удар ... 83
Глава XXVI. Пострел (удар) или апоплексия ... 89
Глава XXVII. Слабость ... 91
Глава XXVIII. Спячая болезнь ... 92
Глава XXIX. Сухотка (поздний сифилис) ... 93
Глава XXX. Судороги или сильные спазмы ... 93
Глава XXXI. Старость ... 97
Глава XXXII. Отравление ядами ... 98
Глава XXXIII. Удавленники и утопленники ... 103
Глава XXXIV. Падение с высоты ... 104
Глава XXXV. Цинготная (цинга) ... 104

Часть вторая
БОЛЕЗНИ ЧАСТНЫЕ ... 112
Глава I. Бородавки ... 112
Глава II. Воспаления наружные ... 114
Глава III. Вывихи в суставах ... 115
Глава IV. Выпадок из матки или задней кишки ... 116
Глава V. Грыжа ... 117
Глава VI. Желваки и зобы ... 117
Глава VII. Занозы ... 120
Глава VIII. Зашибы (гематомы, ушибы) ... 121
Глава IX. Корчь (судороги, стягивание мышц) ... 124
Глава X. Краснота лица от солнца ... 124
Глава XI. Лишаи ... 126
Глава XII. Лысина ... 131
Глава XIII. Мозоли ... 132
Глава XIV. Нарывы и вереда ... 138
Глава XV. Недостаток молока ... 138
Глава XVI. Ожог или обварение кипятком ... 139

Глава XVII. Опухоли и отеки 143
Глава XVIII. Отмороженные места и Антонов огонь 144
Глава XIX. Переломление костей 148
Глава XX. Подагра и ломота в большом пальце у ноги 149
Глава XXI. Пот изнуряющий 151
Глава XXII. Почечуй (геморрой) 153
Глава XXIII. Рак 157
Глава XXIV. Роды тяжелые 162
Глава XXV. Сведение руки или ноги 164

ПРИЛОЖЕНИЯ 167

Приложение 1
СЛОВАРЬ НЕКОТОРЫХ ТЕРМИНОВ,
УПОМИНАЮЩИХСЯ В ЛЕЧЕБНИКЕ 167

Приложение 2
СТАРЫЕ И СОВРЕМЕННЫЕ НАЗВАНИЯ ТРАВ .. 169

Приложение 3
СТАРЫЕ РУССКИЕ МЕРЫ 172

Приложение 4
РЕЕСТР ТРАВ И РАЗЛИЧНЫХ ЛЕКАРСТВ,
УПОМЯНУТЫХ В СЕЙ КНИГЕ,
С ПРИСОВОКУПЛЕНИЕМ ИХ ЛАТИНСКИХ
НАИМЕНОВАНИЙ ПО АЗБУЧНОМУ ПОРЯДКУ ... 175

Приложение 5
УКАЗАТЕЛЬ БОЛЕЗНЕЙ 187

ПРЕДИСЛОВИЕ К СОВРЕМЕННОМУ ИЗДАНИЮ

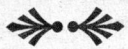

Дорогой читатель!

Вы держите в руках легендарный сборник рецептов по излечению всевозможных болезней, который доктор изящных наук, философии и медицины Феликс Лоевский составлял на протяжении долгих лет своей медицинской практики конца XVIII – начала XIX века, и который на протяжении последующих двух столетий пережил многочисленные переиздания.

Истоки современной медицины — в нашем прошлом. Рецепты Лоевского до сих пор пользуются любовью и почитанием многочисленных читателей, поскольку проверены временем. Безусловно, что в наши дни медицина шагнула далеко вперед, но представленные в этой книге рецепты могут дополнять, а в несложных случаях и заменять современные методы лечения. Однако прежде чем предпринимать серьезное лечение, мы советуем все же проконсультироваться у врача, особенно если у вас возникли сомнения или если вы решили заменить какие-то ингредиенты другими, которые вам легче найти.

В настоящее издание включена часть полного лечебника Лоевского. Мы приводим рецепты излечения болезней, названных Феликсом Лоевским «повсеместными» и «частными». К первым относятся многочисленные инфекционные заболевания, детские болезни, а также разнообразные недуги, с большинством из которых мы сталкиваемся в своей бытовой жизни — занозы, ушибы, ожоги, мозоли, нарывы и т. д. Кроме того, в книгу включены приложения, и также сделан указатель болезней, дабы облегчить прочтение лечебника современным читателем.

В Приложении 1 показаны некоторые болезни, поменявшие свое название в современной медицине, а в Приложении 2 — приводятся «переводы» старых названий некоторых трав. В Приложении 3 вы найдете перевод старых русских мер в современные. Приложение 4 содержит реестр трав и лекарств, в котором немецкие названия трав заменены на латинские. В Приложении 5 помещен постраничный указатель названий болезней разных органов, приведенных в лечебнике.

Желаем полезного чтения и крепкого здоровья!

Редакция, ноябрь 2010 г.

ПРЕДИСЛОВИЕ К ПЕРВОМУ ИЗДАНИЮ ЛЕЧЕБНИКА ЛОЕВСКОГО ПО ИЗЛЕЧЕНИЮ ОТ ВСЕВОЗМОЖНЫХ БОЛЕЗНЕЙ

Проезжая в 1787 году из Киева в Москву, а оттуда в Смоленск, С.-Петербург, вторично в Москву, откуда в Нижний Новгород, Ярославль и в третий раз в Москву, а во время нашествия неприятеля в Казань с Сенатом, с которым и обратно в четвертый раз в Москву, везде пользовал я всякого звания, возраста и пола множество больных, прибегавших ко мне для испрашивания пособия в разных болезнях, также и по вольной практике слишком одиннадцать лет, и по службе в Нижнем Новгороде по определению Государственной Медицинской Коллегии в звании губернского доктора — десять лет с половиною, и по откомандированию местного начальства при Лефортовском госпитале и при Императорском Московском театре полтора года, и по определению господина Министра Юстиции при Московских департаментах правительствующего Сената семь лет, а всего девятнадцать лет продолжал я лечение и посещал разные места.

Во все это время с крайним сожалением насмотрелся я по многим городам, а паче по деревням, на многих, разными болезнями страждущих, простолюдинов и умирающих от самых маловажных и могущих быть излеченными; притом заметил я, что закоренелые народные предрассудки, могущие только веками быть истреблены, бывают причиною, что боятся и не хотят пользоваться лекарствами, а паче аптекарскими; притом имеют к ним столь непреодолимое отвращение, что невозможно их уговорить к принятию оных; а ежели иногда некоторые из них и дадут себя убедить, то едва воспоследует в течение болезни какой припадок, зависящий от действия натуры, а часто и необходимый для преодоления настоящей болезни; то приписывают оный лекарству, бросают оное и, не соглашаясь более никакого употреблять, остаются без всякой помощи, подвергаются опасности потерять жизнь или предаются лечениям так называемых ворожей или баб, из коих всякая советует и дает свое вздорное, а часто и противное болезни, угнетающей скорбящего, лекарство и тем хуже портит его.

Однако же простолюдины, невзирая на вред, проистекающий от неблагоразумных средств, хотя и множество из них делаются жертвою оных, имеючи к ним непоколебимую доверенность, всегда их предпочитают и охотнее продолжают, нежели вернейшие и умнейшими врачами испытанные средства.

Почему я, уверившись многократными замечаниями, а впоследствии и собственными опытами, что простой народ большее имеет доверие к простым лекарствам и оные охотно принимает и соглашается продолжать потому, что видит, что они подлинно простые или, как называет он, не поганые и не скоромные, что не привезены, как говорят, из-за моря, а произведены в собственной, благочестивыми обитаемой, земле; что не куплены или за весьма дешевую цену получены, и что скорые и везде оные достать можно, приноравливаясь к их мнению и расположению, всегда старался пользовать их от всяких приключающихся им болезней простейшими домашними лекарствами и в течение тридцатилетнего моего жительства в России видел от них желаемые успехи. Сему несомненным доказательством служит то, что, имея во вышесказанное время для лечения одержимых разными болезнями 33 132 чел., из коих, должно полагать, пять частей из нижнего звания, только 500 с небольшим не вылечил, а 246 умерло, прочие же все благополучно выпользованы по большей части простыми домашними лекарствами. Сии-то средства и образ ими пользования собрав и избрав самые отборнейшие, дабы, зная лучшие от разных болезней, не портились неприличными им или еще и противными бабьими, представляю почтеннейшей публике для общей пользы простолюдинов, с полным уверением, что в сем настоящем простонародном полном Российском Лечебнике предложены средства невинные и от всякой болезни приличные, легчайшим способом на образец предписуемых славнейшими врачами и сходно с новейшею химиею и фармацевтикою. Известно мне, что уже множество издано в свете весьма хороших и полезнейших лечебников, которые почти все в моей библиотеке на разных языках между прочими книгами занимают место, но в иных преподаются наставления о нескольких только болезнях, а в других, хотя и о многих, но с предложением средств, по большей части иностранных,— в моей же о всех почти болезнях, случающихся между простолюдинами и о лечении всех их домашними, простыми и везде находящимися средствами и совершенно по вкусу скорбящих низшего звания или бедного состояния, то ласкаю себя надеждою, что мое усердие для страждущего человечества по своей части, различию, благонамерию и пользе заслуживающее одобрение и уважение, не допустит осуждать меня в том, что к прочим лучшим лечебникам прибавлю еще и мой, совершенно сельский, после коего, когда врачевание станет более усовершенствоваться, может быть, и не один появится в другом виде. Между тем, я наслаждаюсь уже вперед приятнейшим чувством, что господа помещики, их приказчики и почтеннейшие человеколюбцы духовные, имея на руках сей Лечебник, пресекут в своих подчиненных доверенность к простым бабьим лекарствам, будут знать, какие из них приличны каждой болезни, и каким образом и как содержать больных и обходиться с ними, и какие предосторожности наблюдать здоровым для избежания многих болезней; и, наблюдая заключающиеся в сем Лечебнике предписания, спасут жизнь многих людей или освободят их от мучительных припадков. Книга сия необширна, однако в ней довольно объяснены все знаки неявственных и требующих особенных примет болезней, и при всяком роде болезней вычислены разные избранные средства, которые можно везде найти и с пользою употреблять от всяких болезней; описано, как составлять, наподобие аптекарских, домашние настойки, разные взвары, капли, порошки, микстуры, ванны, промывания, припарки, слабительные, рвотные, крепительные, мази, пластыри и соединять всякие нужные составы для пользования от разных болезней.

Сверх сего описаны и многие предосторожности, которые должно наблюдать простолюдинам для предохранения от многих болезней: когда кровь бросать, когда слабительное или рвотное должно принимать и когда вредно, и как пособлять рогатому скоту от разных их болезней. Стоит только сыскать болезнь, о которой кто знать желает, в реестре, прибавленном по азбучному порядку, и как пользовать оную, там же найдешь и разные домашние средства или под номерами о других болезнях означенные, которые упомянуты только однажды для избежания многократного повторения, в статье о болезни, коей они приличны, а полезны кроме той и в других болезнях, — и получишь достаточные сведения, как лечить от оной болезни, а по данным в Лечебнике наставлениям всякий припасет заранее весною и летом разные травы и цветы, а осенью семена, ягоды и плоды, корки, корни, настойки, мази, пластыри и прочие составы, дабы иметь оные всегда в готовности, когда понадобятся для употребления их в разных видах к лечению от всякого рода скорбей, и будет в состоянии лечить без иноземных и купленных лекарств и заменить тем всегдашний оных по деревням недостаток, иногда случающийся и в полевых госпиталях; а уверившись на опыте о пользе домашних средств, произведенных собственною землею, и в собственном климате, со временем, может быть, не станем иметь нужды в чужих, по крайней мере для людей низшего класса или бедного состояния, которые могут принимать лекарства всякого рода и от незпачущих получить исцеление, лишь бы только болезнь тотчас с начала была пользована, а не пренебрежена, в надежде, по привычке на авось пройдет и без лечения!

Я же, в ожидании великой пользы, какую принесет сей Лечебник, чрезвычайно радуюсь, что сим пчелам, вырабатывающим для нас мед, сему классу людей, которых в двадцать крат более, нежели прочих, имеющих способы пользоваться по своему вкусу, выбору и даже причудам, могут быть полезным.

Сочинитель
Доктор Изящных Наук,
Философии и Медицины,
находящихся при Московских
Департаментах Правительствующего Сената,
Феликс Лоевский

ПРЕДИСЛОВИЕ КО ВТОРОМУ ИЗДАНИЮ

Первое издание сего Лечебника столь было благосклонно принято почтеннейшею публикою, что в один год разобраны были все 1200 экземпляров; почему наследница покойного сочинителя, удовлетворяя беспрестанно повторяемым требованиям сей книги, вознамерилась оную издать вторичным изданием с прибавлением полного систематического Русско-Латинско-Немецкого реестра трав и медикаментов, в сем Лечебнике упоминаемых, и льстит себя надеждою, что публика примет сие новое издание, признавая пользу означенного реестра, потому что Российские названия растений весьма неопределительны и во многих местах разнообразны, а по систематическим во всякое время и не зная трав, можно их получать во всех аптеках.

Напечатано
с издания 1862 года

Часть первая

БОЛЕЗНИ ПОВСЕМЕСТНЫЕ

Глава I. Английская болезнь (рахит)

1. Признаки сей болезни суть: голова необычайно великая, цвет лица бледный, губы синие, пальцы на руках и косточки в изгибах весьма толстые, брюхо чрезмерной величины, и крестец иногда с горбом, а ноги и руки худы, и корпус весьма слаб, а быстротою ума всех удивляет. Первое средство от сей болезни есть движение на чистом воздухе и пища питательная, которая должна состоять из крепких мясных похлебок, молочных яств, жарких из ягнят или козлят, или птиц, белое мясо индюших; жирных же кушаньев и тяжелых для пищеварения никак больным не давать; не содержать их в горницах слишком жарких, в ба-

ни паровые не водить, легко их одевать, тереть все тело суконкою поутру и на ночь и купать их в морской воде, ежели больной находится близко моря, всякий день два раза, поутру и вечером — до совершенного излечения.

2. А ежели далеко от моря, то их сажать в искусственную морскую холодную ванну, которая попросту так делается: возьми на довольное количество воды, нужное для ванны, восемьдесят золотников поваренной соли, чистого щелока или поташа шестнадцать золотников, столько же хорошей извести и квасу самого кислейшего полтора ведра, — смешать все вместе с водою и тотчас садиться в ванну. Чистый поташ так делается: возьми чистой золы, сколько угодно, налей равное количество воды на оную, — пусть стоит сутки, часто мешая, после процедить, варить в железном котле, пока вся влажность выкипит, а поташ останется, который собрать в стеклянную посуду и крепко закупорить, спрятать для употребления в сухом и теплом месте. Такая ванна может служить неделю, после которого времени ее вылить, сделать свежую, и продолжать садиться в оную до излечения; или

3. Купаться в сухом песке, зарывая все тело больного не слишком глубоко, дабы не воспрепятствовать свободному дыханию, и оставляя наружу лицо, дабы в нос, в глаза и рот не насыпалось песку. При сем

4. Необходимо принимать трижды в сутки, поутру, до обеда и до ужина по рюмке процежен-

ной воды, в которой кузнец обмакивал каленое железо, с щепотью тмина или порошку корня аира или царского, если жару нет. Или, особенно возьми железных опилок, корня гребнику, девясилу, корня болдырьяна, корки калиновой в порошке каждого по три золотника, смешав, раздели на 30 частей, принимай по 4 порошка каждый день в воде; или

5. Давать питье все удои козьего молока от той козы, которая ничем другим не кормлена, кроме коры с веток дубовых, ивовых, ясеневых, калиновых, березовых, терновниковых, дикокаштановых, где какая есть.

6. Гуфеланд пишет, что он вылечивал многих детей от начала английской болезни, заставляя их надевать каждый день чистое и сухое белье, окуренное душистыми травами.

7. Шмирт, в Штетине, излечил ворванью 13 больных, одержимых английскою болезнью или детскою сухоткою, прописывая ворвань с коричным сиропом, утром и вечером, по столовой ложке.

8. Возьми: хины в порошке 1 унц., померанцевой корки 2 драх., мускатного ореха 1 драх., сладкого вина 1 унц.; настаивай 6 дней, после процеди, и давай каждый день 3 раза по чайной ложке, от 2 до 5 лет ребенку; а от 5 до 15, три раза в день по десертной ложке; притом должно ему мыться холодной водой.

9 и 10. Омывание спины и конечностей хлебным вином или муравьиным спиртом оказывает отличную пользу в английской болезни.

Глава II. Горячка воспалительная

11. Она приключается по большей части здоровыми людьми от полнокровия, тяжелых трудов, телесных, душевных и многих других причин; признаки ей одной только свойственные, суть следующая: чрезмерный и ощутительный жар, сухость всей кожи, носа и рта, сперва чистый, но сухой язык, после шероховатый, сгорелый, истресканный, скорое тяжелое дыхание, неутолимая жажда, беспокойство, сухой кашель, охриплый и свистящий голос, постоянный бред, бессонница и пресечение испражнения на низ и урины и проч. Как скоро такая горячка окажется, то пустить крови чашки три или четыре, а за неимением кровопускателя, приставить по крайней мере двадцать четыре пиявки, то есть на спине между лопатками двенадцать и по шести на боках — на трех местах, где находятся короткие ребра, дабы довольно крови вытянули, и сие повторить, смотря на жестокость болезни, всякой день сперва ставить промывательное — возьми свежих сушеных мокриц, а лучше живых три или два золотника, разотри их, смешай с четырьмя рюмками простуженного чаю из травы иссопу и употребляй, взболтав, четыре раза в день по рюмке, и продолжай несколько дней сряду. Прикладывать ниже затылка на задней части шеи и на икрах, или под подошвами размазню из растворного теста из квашни, поутру и ввечеру, или гущу из-под кваса, или где есть подливные дрожжи, то замесить из них из муки лепешки и прикладывать оныя, а в недостат-

ке их, за скоростью прикладывать кислую капусту, или кислые огурцы, или кислый творог, смешанный с кислою простоквашей, или прикладывать размазню из ягод, калины, клюквы, красной смородины, кислых яблок, листьев щавеля, заячьей капусты, или размазню, сделанную из свежей глины с простоквашей; и от самого начала горячки, во все продолжение ея, не надобно давать есть ничего мясного и никакой мясной, ни молочной похлебки, ни яиц, ни жирного, ни пирогов, никаких лепешек, и всего того, что здоровые едят, не давать больному даже немного хлеба, ни капусты, ни других круп, блинов, рыбы, икры, творогу и тому подобного, и во все время сильного жара не давать подпива, хлебного вина, льняного меда и проч. И совсем не надобно давать, ни принуждать одержимого горячкою, ни упрашивать его, чтобы поел, ниже напоминать ему о пище, разве ежели сам станет просить, то можно ему дать распаренное в квасу яблоко и разварный чернослив, или очищенный от кожи кислый огурчик, или понемногу ягод, как-то: вишен, клюквы, калины, всякого рода смородины, земляники, спелой рябины, малины, только с тем, чтобы сок из них высасывать, а кожу и зернушки выплевывать. Можно давать понемногу простокваши, или кислого молока (пахтанья), хорошо разболтанного пополам с водою, с кусочком хлеба и с овсяным заквашенным киселем; также можно давать и похлебку, приготовленную из мелкоискрошенного щавеля, сваренную с жидким квасом, или жидкою кислою сывороткою, с овсяными крупами.

12. Всего важнее и нужнее одержимому горячкою, как можно чаще, понемногу пить и всякое питье холодное, дабы беспрерывно промачивать рот и горло и жар утолять холодом, и чтобы в сутки выпивать по крайней мере штофа два, но только понемногу. Когда же станет показываться испарина, или пот, тогда должно употреблять теплое питье, дабы пособить натуре, чтобы испарина или полный пот открылся и продолжался.

13. Питья, приличныя в горячке, всех лучшия суть следующая: возьми кусок квашеного хлеба, или яичных, или овсяных круп, или ячменю, или мелкоистолченного овса, или цветов липовых, или калиновых или белой буковицы, или травы солнцевой сестры, или листьев щавеля, или кислицы, или барбарисовых, где есть, или кислых мелко искрошенных яблок, крыжовниковых ягод, или каких иных кислых полную горсть несжатую, или, что все равно, весом двенадцать золотников которого-нибудь из упомянутых. Прибавь к сему два золотника поваренной соли, налей на сие два штофа кипячей воды, дай кипеть четверть часа; после, как простынет, процедить, влей большой стакан соку ягод калиновых, или красносмородиновых, или клюквенных, а в недостатке, два стакана кислой сыворотки поставь на льду, и давай этого холодного всякую четверть часа по рюмочке; ежели запор у больного, то между сказанным питьем полезно давать капустного рассолу, или простокваши, смешанной пополам с щавельным соком, или с кислою сывороткою понемногу; или

14. Давать пить холодный чай травы огуречника с каким-нибудь кислым соком.

15. Простой народ в усилившейся горячке прикладывает к обеим икрам сельдерей с кислыми, очищенными измятыми огурцами, на восемь или двенадцать часов, отчего многие больные облегчение получают.

16. Если же, несмотря на все употребление всех вышепредписанных средств, горячка усиливается и больной делается опасным, то приложить к обеим икрам тесто, смешанное с горчицей и уксусом, или кислейшим квасом, на ветошке потолще намазанное, или крепкий хрен, или растертый чеснок, или тертую редьку, или свежий толченый цвет лютика, или толченую корку волчьих ягод, в крепком уксусе намоченныя, чтобы лежало одно которое-нибудь из упомянутых восемь или девять часов и больше, дабы хорошо вырвало; после отняв приложенное ножницами, или ножом, раскрыть кожу пузыря который нарван, дабы мокрота вытекла, и прикладывать всякий день два раза на те места, то есть поутру и на ночь, ветошку, обмакнутую в сметану. Ежели, по очищении от прыщей, больное место не подживает, то сделать надо угольями спуск из четырех частей бараньего сала или воску, из пятой — масла коровьего несоленого или льняного и половины части толченого кирпича и, намазав на ветошку, прикладывать на больное место, переменяя поутру и на ночь. Ежели очень мокнет или гноится, то сперва приложить корпию, а на нее упомянутый спуск на ветошке. Касательно же корки волчьих ягод, то оную не пре-

жде надобно отнимать как через сутки, а после отнятия оной, ничего не трогая, опять оную же свежею намоченную как и прежде в уксусе или в кислейшем квасу всякий день прикладывать, пока изобильная материя не покажется, после чего, смотря по обстоятельствам, ранее или позже заживать вышеупомянутым спуском.

17. Еще должно прибавить, что одержимых сею горячкою не должно держать в теплых горницах, но в прохладных, и стараться, чтобы воздух был свеж и чист; для чего почаще открывать окошки и двери на короткое время, для прочищения воздуха, да чтобы много народа не было в горнице у больного и чтобы больной никак не ложился на печку; и как пот покажется, чтобы на двор не выходил, а именно, когда сыро и ветрено, и чтобы вдруг много холодного не пить, а когда тоскует, то чтобы пить часто понемногу приличное питье, предписанное под № 13.

18. Сходно с лечением сей воспалительной горячки пользуется ломота в мышцах, сопряженная с горячкою, называемая ревматизм, с тою только разницей, что иногда необходимо вскоре; сначала надобно дать ползолотника и более порошка корня травы копытня в тепловатой воде с щепотью соли и, всякий раз, как вырвет, запивать по стакану теплой воды, а после давать по чайной ложечке чистого поташу, в мятном холодном чае и тотчас запивать рюмкой соку красносмородинного или клюковного, пополам с мятным чаем, и давать сие всякие два часа.

19. Взять шесть золотников кремортартара, одну горсть ячменных круп, и вскипятить это в бутылке воды. Питье это больной пьет понемногу, как ему захочется пить, так, чтобы взрослый мог выпить в продолжение суток, по крайней мере, одну бутылку питья. На ночь дается больному стакан слабо настоянного чая бузинного цвета; при задержанном испражнении низом употребляется разрешающее промывательное, а при болях в каком-либо органе прикладываются горчичники. Лечение это продолжается до самого выздоровления, которое обыкновенно скоро наступает.

20. Питье в горячках. Сколько есть людей, выздоровевших от горячек, единственно при упо-треблении питья! Жажда и жар в горячках суть преобладающие припадки. Ничего больной в горячках так не жаждет, как воды, особенно холодной. Вода есть природное наше лекарство. Можно примешать к ней разные вещества, или для вкуса, или для увеличения целебной ея пользы. Лучше давать больному воду свежею, умеренно холодную, если он не потеет или не кашляет. Многие из горячечных жаждут кислого. Если у них нет поноса, большого кашля и колотья в груди, прибавить можно к воде сока клюковного или ячменного отвара и уксуса; отвар из сухих яблок, вишен, хороший квас, свекольный рассол составляют хорошее и полезное питье для больных. Вино не только полезно, но даже необходимо в горячках, если больной чрезмерно слаб, изнеможен, уныл, совсем упал духом, лицо имеет бледное, истощенное, кожу холодноватую, орошенную обильным потом

вязким; если голос его дрожит, слаб, пульс мягок, неправилен, во рту вязко, безвкусно, нет запоров. Давать можно вин кисловатых. Сюда относятся: шампанское, рейтвейн, донское. Приятный и полезный напиток составляется из вина, зельтерской воды и сахара, в должной пропорции между собой смешанных. Всячески должно заботиться, чтобы вино было чистое, то есть неподдельное. Если при употреблении вина сделается жар, жажда, сухость языка, лицо раскраснеется, больной начнет метаться, беспокоиться, бредить, то тотчас перестать давать вино. Вообще при назначении вина должно обращать внимание сколько на телосложение, столько на привычки больного.

Глава III. Горячка гнилая

21. Горячка сия приключается по большей части слабым людям или от застоя и порчи мокрот в желудочных сосудах, или чрез сообщение; часто зародыш оной бывает в воздухе, от коего свирепствует повальная, а иногда бывает оная следствием пренебреженной и дурно леченой другой горячки. Свойственные ей одной признаки суть: весьма великая боль головы, поясницы и колен; при сем неотлучна такая слабость, что с самого начала болезни хворый ходить не может; такого рода больные имеют особенную боязнь смерти; жар у них большой, а язык влажен, и тело снаружи холодно; ежели и появляется у них пот, то холодный, гла-

за томные; при сем совершенное бессилие, тягость, тоска, теснота в груди, тошнота и позыв на рвоту, как и в желчных горячках, а когда усилится, то появляются судороги в губах и руках, а за ними следуют красные, синия и черные пятна по разным местам тела. Дабы избавиться от сей горячки, то надобно наблюдать все то, что предписано под № 12 и № 17. К тому же, ежели по причине дурной погоды нельзя открыть окошек, то должно на раскаленный камень или кирпич лить уксус, или кислейший квас с рябинкою, или душицею, или мятою, или толченым корнем дягиля, или бедренца, и курить всякий день по крайней мере три раза.

22. Питье под № 13 предписанное, хорошо также в сей горячке, но из чего оное сделано ни было, должно к нему прибавить понемногу дягильного или болдырьянового, или гравилатного, или зорного корня и крепкого уксуса, или кислейшего квасу довольное количество и по два золотника поваренной соли в сутки. Такое изобильное питье с уксусом одно только исцеляет от сей горячки, присоединяя к тому и прохладный воздух.

23. Простолюдины пьют много свежего полынного соку с парною водою и оттого производится рвота, а иные пьют парную мыльную воду, пока не вырвет.

24. После подействовавшего рвотного надобно принимать следующее лекарство: возьми чистого поташа под № 2, или пережженного мела четыре золотника, корня копытня шестую часть золотника, всего в порошке, всыпь в пузырек,

налей на сие холодного из ромашки чаю двенадцать ложек и, изболтав, давай больному по ложке шесть раз в день, то есть поутру, в обедни, в полдень, в вечери, и на ночь, и после всякого приема давай по большой рюмке красносмородинного или клюквенного или щавельного соку, а в недостатке, по стакану кислейшего квасу.

25. Ежели же больной с часу на час становится слабее, то давать следующую микстуру по столовой ложке и более, всякие два часа, и запивать питьем под № 22. Возьми корки калиновой или вязовой двенадцать золотников в порошке, корней гравилата шесть золотников, болдырьянового или дикодягильного два золотника также в порошке, всыпь в небольшой горшочек, налей на сие два стакана кислейшего квасу и поставь на огонь, чтобы вскипело несколько раз, после отняв, как простынет и процедив, прибавь туда шесть больших ложек крепкого уксуса или хлебного вина, а гораздо лучше, ежели можно достать хороших густых пивных дрожжей десять ложек и ползолотника поваренной соли.

26. По объявлению в немецких журналах и в «Московских Ведомостях» одни пивные дрожжи, ежели в сей горячке давать их по ложке всякие два часа, есть вернейшее и превосходнейшее лекарство, но гораздо надежнее, ежели на каждый прием прибавлять по столовой же ложке слабого уксуса или вареного сока ягод ежевики, и запивать питьем, упомянутым под № 21, с прибавкою вареного сока ягод калины или барбарисного, где оный находится.

Глава IV. Горячка желчная

27. Сию горячку получает чернь по большей части от излишнего употребления пьяных и горячих напитков, от неумеренной жирной, а особливо с постным маслом приготовленной пищи, от многого вдруг и очень холодного, а еще иногда и со льдом питья, когда тело находится в поту или разгорячено и проч. Признаки оной, кроме сказанных под № 11, суть следующие: с самого начала весьма нечист язык, серожелтоват или серый, или темно-желтый, вкус дурной; и часто чувствуема горечь; при сем тошнота, позыв на рвоту, а иногда и рвота, хотя не великая, но продолжительная, в желудке, то есть под ложкою, замечается раздутие, полнота, тяжесть, а иногда боль и сухой кашель, а голова болит беспрерывно; нередко при сей горячке появляется и боль в горле или ломота по суставам. Дабы излечиться от сей болезни, надобно наблюдать все то, что предписано под № 11 и № 17, и употреблять питье, под № 13 означенное.

28. Ежели у больного случатся запоры, то в продолжение сей болезни мешать питье пополам с сывороткою или огуречным рассолом или с простоквашей, или пахтаньем.

29. Но здесь должно наблюдать паче всего то, чтобы дать сейчас сначала раз или два рвотное. Дать ползолотника и более порошка корня травы копытня в тепловатой воде с щепотью соли и, всякий раз, как вырвет, запивать по стакану теплой воды; или давать натощак немного тепловатой воды, несколько посолен-

ной по стакану, один за другим до пяти или шести, пока хорошенько вырвет, а при сем изредка щекотать в горле перышком, обмакнутым в постное масло.

30. После рвотного принимать то же лекарство, которое означено под № 24.

31. Ежели от всех вышеупомянутых средств горячка только не проходит, но и жесточе становится, а при сем больной бредит, глаза делаются красны, тоскует, и язык и зубы черной клейкою мокротою покрыты, то прибегнуть к предписанию под № 16, и при том употреблять вышеупомянутые лекарства и питья.

32. А когда больному станет лучше, то давать ему лекарство, означенное под № 25, но без дрожжей, до выздоровления.

Глава V. Горячка лихорадочная

33. Сия болезнь появляется или всякой день, или через день, или через два и проч. Пред пароксизмом ея появляется озноб, тягота, зевота, дрожание всего корпуса, трясение зубами со щелканьем одних об другие и чувство большого холода во всем корпусе; после — жар сильный, головная боль и пот, а по окончании оного урина с осадкою кирпичного цвета. Ежели язык нечист, во рту горько, тошнота или рвет само собою: то дать средство под № 29, после коего немедленно давать в свободное время от лихорадки крепительный порошок пять или шесть раз, который так делается: возьми кор-

ки с молодых дубов или горьких диких каштанов три золотника, корня гравилата золотник, истолки, смешай и раздели на шесть долей для употребления, как сказано, и запивай взваром из корня земляники, или хлебною густою водою; или

34. Давать пить крепкий взвар из внутренней калиновой корки, или диких каштанов, или дубовой или вишневой, по стакану пять раз в день; или

35. Давать по рюмке хлебного вина с полынным соком четыре раза в день; или

36. Пить взвар из травы трилистника водяного, называемого вахта, или золототысячника, или кудрявого волчеца с цветом рябинки, по стакану пять раз в день; или

37. Взять чистой паутины два золотника с половиною и столько же хлебного мякиша, смешать вместе, разделить на пять частей и давать по одной пять раз всякой день.

38. Многие излечиваются употреблением по рюмке пять раз в день настойки, из хлебного вина сделанной, с чесноком и четвертою долей перцу стручкового.

39. Простые люди прикладывают толченый цвет лютика на икры и держат десять часов, пока хорошо не нарвет; а после отнять оный, прикладывать спуск, сделанный из воску пополам с маслом. Ежели же у кого находятся какие-нибудь хронические болезни, как-то: паралич, внутренние затверделости и проч., то не вдруг должно лечить лихорадку, но дать ей время продолжать пароксизмов семь или более; ибо

многими славнейшими врачами замечено, что часто излечивает лихорадка упомянутые болезни.

40. Взять щепотки пять бузинного цвету, всыпать в стакан обыкновенной величины, налить кипятком воды и настаивать, как чай, в продолжение получаса, потом процедить и растворить в нем чайную ложечку с верхом нашатырю в порошке, давать в свободное время от лихорадки: взрослым — по одной столовой ложке через два часа, а невзрослым по половине ложки, с проходом же лихорадки переставать давать до совершенного окончания ея, то есть пока больной совершенно не оправится. По окончании лихорадки, весьма полезно продолжать некоторое время употребление бузинного настоя с нашатырем.

41. Для человека взрослого, крепкого сложения, взять отборного лучшего хмеля одну хорошую щепотку тремя пальцами и налить на нее около $2^{1}/_{2}$ стаканов легкого вскипяченного пива, дать настояться полчаса в одинаковой теплоте, но не на печи. Потом, выжать совершенно хмель, давать пить больному этот отвар горячий вечером, когда ложится спать. От лекарства этого лихорадка проходит, и средство это заменяет совершенно хину.

42. Приготовить хренное вино: для этого настоять 3 или 4 чайных ложки свеженатертого хрена в бутылке виноградного вина или хорошего пенника; чтобы сделать это вино более крепким, прибавить к нему лот померанцевой корки. По окончании лихорадочного приступа пить по рюмке вина 3 или 4 раза в день. Сред-

ство сие особенно полезно для отвращения возвратов лихорадки.

43. Взять несколько живых раков, положить их в простое вино и держать в оном, пока замрут; потом, вынувши и не обтирая, высушить, сколько можно лучше, в печи в легком духу, наконец растолочь в мелкий порошок, просеять сквозь чистое сито, высеянный порошок высыпать в склянку, закупорить, а перед лихорадочным припадком, давать взрослому чайную ложку подгребло в рюмке простого вина, заботясь, дабы и остаток порошка сполоснуть вином в рюмке и непременно выпить; детям давать приемы по соображению с возрастом; после чего больному, тепло одевшись, ходить до тех пор в комнате, а детям на дворе, пока совершенно устанет, ослабеет или получит сильный пот, тогда лечь в постель и отдохнуть. После одного приема лихорадка перестанет; если же и случится второй пароксизм (что бывает очень редко), то прием ракового порошка повторить снова. В этот день необходима строгая диета, почти голод, а впоследствии воздержание от молока, по крайней мере оного дней десять.

44. Полчашки крепкого кофе и полчашки свежего лимонного соку; смешать то и другое вместе и разогреть, давать больному выпить в тот день, в который у него лихорадки поутру; час спустя, должно ему поесть бульона, и весь день полежать спокойно, в постели; сие лекарство с первого разу прогоняет лихорадку, сколь бы она ни застарела и какого бы роду ни была, так что нет нужды принимать оное в другой день.

45. Шт. лек. Медведев испытал над больными и даже над самим собою несомненное средство к излечению от перемежающихся лихорадок — трехсуточным постом, и столь строгим, чтобы в течение сего времени не употреблять совершенно никакой пищи и никакого питья, кроме чистой ключевой воды. После поста надобно постепенно приучать себя к обыкновенной пище умеренным употреблением легких и удобоваримых яств. Г. Медведев между прочим пишет, что сим средством пользовал он от разных лихорадок, в разных провинциях России, самого себя в течение 25 лет и многих других, решившихся на сей, по воображению некоторых, трудный, но на самом деле очень легкий способ лечения: и не было ни одного случая, чтобы самые упорные лихорадки не уступали сему вернейшему средству; возвратов болезни, после сего лечения никогда не случалось.

46. Гейнрих пишет: всего лучше во время лихорадочного озноба, если только больной глотать может, давать ему немного теплого чаю, а и того полезнее, черного кофе, прибавить к оному несколько капель алкоголя или серного эфира. Не худо также подносить к нему сильные нюхательные средства и ставить отводящие промывательные. Если озноб пройдет и наступит жара, то полезно прикладывать к голове примочки из уксуса, горчичник на желудок, выше пупка и на спину, давать лимонад для утоления сильной жажды. Во время жара редко остается что-либо еще делать, как только давать больному по временам чашку теплого чаю с примесью ложки винного спирта.

47. Гуфеланд говорил: что одна или две горькие миндалины, съеденные пред наступлением лихорадочного пароксизма, доставляют верное средство к прекращению лихорадки при первом или втором пароксизме, если только лихорадка не будет сложная, но перемежающаяся.

48. Вытирать каждый день вечером все тело больного горячей смесью из равных частей уксуса и пьяного вина, например, по стакану взять того и другого. По восстановлении правильной испарины прекращается лихорадка.

Глава VI. Горячка нервная

49. Сия горячка находится иногда вместе с другими горячками, а иногда приключается в конце долго продолжающихся горячек, или долговременных болезней, иногда от вогнатых внутрь сыпей и падших на нервы, или после кровоизлияний весьма сильных, или от онанизма, произведшего крайнее расслабление нервной системы, или от неумеренного похотливого обращения одного пола с другим, а женщинам после продолжительных уливов и от сильных болей и проч. Знаки сей горячки: язык влажен и чист или бледен, но в конце оного чувствуется сухость, цвет лица бледный, к полдню появляется краска на одной щеке или на обеих; при сем слабость, отвращение от пищи, излишняя испарина и пот по ночам, отчего тело истощается, постепенно сохнет, а в урине замечается много гнойной, бело-розовой осадки и проч. Как скоро болезнь сия заметит-

ся, то должно воздерживаться от всяких мясных неудобоваримых и жирных яств, а должно только употреблять легкую пищу, ни мало не разгорячающую, как-то: кашицу, приготовленную на бараньей или цыплячей похлебке с прибавкою листьев чравы или кислицы, или калинового сока, или студень из бараньих или телячьих ножек и голов их, или с клюковным соком, или кисель из картофельного крахмала с кислым пахтаньем или с сывороткою: а ежели жара нет, то полезно употреблять и молочную пищу, и тогда можно употреблять и жареное из ягнят, цыплят, диких лесных птиц или телятины. Можно также есть похлебку из разных спелых плодов, с белым хлебом приготовленную, с молоком пополам с водою; в рассуждении питья, должно наблюдать, чтобы не употреблять горячего, а пить или отварную воду с молоком, или хлебную или молодой нескиснувший квас, или взвар из немолодого ячного солода или отварную воду с морсом каких-нибудь сладких ягод, или плодов как-то: садовых слив, вишень, шелковичного дерева ягод, груш, яблок, поленики, княженицы и проч. Весьма хорошим питьем и лекарством служит молодое хлебное многопьянящее пиво, но употреблять его не более, как по стаканчику шесть раз в день.

50. Очень хорошее питье, от сей болезни делается так. Возьми моху, растущего на дубах или камнях, или калиновой внутренней корки шесть золотников, корня кукушкиных слезок золотник, налей полтора штофа воды, вари, пока выкипит третья доля, и пей по небольшому стакану пять раз в сутки; или

51. Взять внутренней терновниковой или диких горьких каштанов корки два золотника; корня гравилата и болдырьяна по золотнику, всего в порошок смешать и разделить на восемь частей, делать из каждой чай и давать оный восемь раз всякий день и запивать хлебною водою или пивом, где есть; или

52. Взять корок: вязовой, ясеневой, ивовой или дубовой четыре золотника, то есть всякой по одному, корней: мыльного, кукушкиных слезок, маунного и вывишникового по золотнику, чистого крахмала, или в недостатке оного овсяной муки четыре золотника, смешать все вместе, разделить все на двадцать четыре части и принимать по порошку всякий день восемь раз в отварной воде, пополам с молоком и тем же, ежели легкий жар, запивать по небольшому стакану.

53. Ежели же первый жар продолжителен и велик, то из упомянутых под № 52 средств делать взвар и давать оного по полстакану всякие два часа и запивать питьем под № 49, а именно из плодов сладко-кислых.

54. Многие исцелились от сей горячки, употребляя всякий день в пищу раков, а похлебку, в которой оные варились, в питье, с прибавлением части молока.

55. Иные излечились, употребляя по четыре раза всякий день по рюмке хлебного вина со стаканом молока.

56. Следующий порошок также весьма хорошо от сей горячки, ежели его принимать всякий день

восемь раз, чрез два часа, в простуденном чаю из калинового или рябинового цвета: возьми березовой или орешной или дубовой омелы, сухих шиповых ягод с семечками, вишневого клею, корня кукушкиных слезок, свежих липовых углей, всего в порошке по четыре золотника, смешай и раздели на сорок частей для употребления, как выше сказано.

57. Многие излечены прикладыванием четыре раза в день простынь, намазанных густыми молодыми подливными дрожжами, и употребляя лекарство под № 53.

58. Ежели же болезнь сия приключилась от кинувшейся на нервы сыпи, то давай пить чай из цвета белой буковицы или трехцветных фиалок, или листьев багульника, пополам с цветом царского скипетра, или цветов ноготковых.

59. Многозначущее средство от сей болезни есть, чтобы прикладывать на всю спину, начиная от затылка пониже волос до конца поясницы и на живот, начиная от места, называемого подложкою, следующий пластырь, который так делается: возьми топленой серы, называемой канифолью, сапожного вара, желтого воска, простого мыла, всего — по четверти фунта или более, поставь на вольном огне все мелко искрошенное, пока все не растопится, мешая между тем часто деревянною ложкою, а после, отняв от огня, спрячь для употребления: для спины шириною в четыре вершка, а на живот по соразмерности его; оный пластырь на помянутых местах должен лежать не менее пяти или шести дней.

Глава VII. Горячка с сыпью

60. Ни кровопускание, ни пиявки места не имеют, какая бы горячка ни была с сыпью, непременно должно наблюдать все то, что предписано под № 11 и № 13 и должно много пить и часто тепленькое, когда в летнее время, из свежей малины или земляники, а в зимнее чай из сухих с каким есть кислым соком.

61. Весьма полезно также пить чай из цвета бузины, калины, трехцветных фиалок и травы сладко-горько или листьев копытня: только сего последнего должно класть очень мало, а дабы не рвало, только пот производило.

62. Ежели же тошнота, великая головная боль, горький вкус во рту, язык серо-желтый или тягость под ложкою, то есть в желудке, то непременно должно, во-первых: принять средства под № 29.

63. Самое лучшее лекарство от сыпных горячек есть следующее: возьми чистого поташу под № 2 столовую ложку, налей из оной самого лучшего уксуса шесть ложек, смешай со стаканом воды, дай стоять в незакупоренном пузырьке час или более, после давай всякие два часа с половиною, взболтать по столовой ложке.

64. Полезно по вечерам ставить ноги в тепловатую воду минуты на четыре и, как обсохнут, прикладывать на икры тесто из квашни и оставлять оное на целую ночь; и должно беречься, чтобы в сырую холодную погоду на двор не выходить, а паче в испарине, а часто должно немедля употребить средство под № 16.

Глава VIII. Горячка чахоточная

65. Сия горячка приключается после воспаления легких, или в дыхательной плеве, или в печени и проч., пренебреженного в первые дни или дурно леченного там нарыва. Знаки оной суть в следующем: слабость, кашель, выхаркивание дурных, а часто и вонючих мокрот, почти беспрерывно изнуряющий пот, худение тела, урина красная, имеющая на поверхности облачко радужного цвета, а осадку наподобие гноя с зло-красною оболочкою, при сем часто днем то знобит, то в жар кидает, что означает увеличивающуюся горячку, а после полудня или вечером на одной щеке или на обеих выступает красное пятно часа на два или более, в коем ощущается и жар, а к концу болезни ноги пухнут, понос изнурительный усиливается, приключаются частые дурноты, и продолжаются сильные обмороки, за коими и смерть вскоре следует. От какой бы причины горячка сия ни происходила, как только совсем заметится, то должно оставить мясные яства и горячие напитки, а довольствоваться только одними молочными, пшеничным хлебом, ячною и овсяною кашицею или киселем из картофельного крахмала или пшеничного или овсяного и питьем, означенным под № 49, и при том употреблять лекарство под № 50; или

66. Взять корки ивовой и дубовой по золотнику, хороших свежих березовых или липовых угольев два золотника, всего в порошке, разделить на восемь частей и принимать всякие два

часа по порошку и запивать густым конопляным соком или маковым по большой рюмке.

67. Простое лекарство, часто исцеляющее от сей болезни: пить восемь раз в день по большой рюмке чистого морковного или свекольного сока, пополам с густым конопляным соком; или

68. Пить по полурюмке сока из травы котовых мудышек и столько же сока травы репика или вероники или кудрявого волчеца; или

69. Пить по рюмке всякие два часа сока семян маринового осота, иначе называемого остропестро.

70. Многие излечились от чахотки козьим молоком, а паче всего, кормя козу каждой день ни чем иным, как ветвями: вязовыми, ивовыми, ясеневыми, калиновыми, терновниковыми, березовыми, дубовыми и, где есть, дикими каштанами. Сие молоко горько и совершенно целебно; должно выпивать все парное от всякого удоя три раза в день и прогуливаться на чистом полевом воздухе.

71. Многие уверяют об излечении чахоточной лихорадки ежедневным употреблением ослиного или кобыльего или молодой здоровой женщины молока, ежели при сем больной станет жить в коровнике, где много коров находится.

72. Некоторые от сей болезни излечились ежедневным употреблением по десертной ложке, восемь раз в день смеси, приготовленной из равных частей чистой патоки, коровьего сливочного масла и сырого свежего желтка, хорошо вместе размешанных.

73. Употребление Гудроновой воды по полрюмке с молоком пять раз в день, весьма целительно от сей болезни. Гудроновая вода так делается: возьми фунт в порошок истертой древесной толченой смолы, налей на оную два штофа холодной воды, поставь на восемь или девять дней и, между тем, часто взбалтывай, а по прошествии десяти дней слей для употребления.

74. По уверению Венского славного врача г-на Коллина, множество больных от сей болезни исцеляются в госпитали С. Марка употреблением вместо питья простуженного взвара солода ячного, овсяного или пшеничного немолотого, по крайней мере по полустакану всякие два часа.

75. Сок из травы кервеля, ежели оный пить по рюмке пополам с молоком, очень похваляется от сей болезни.

76. Похлебка, вареная из раков, пополам с куриным супом или молоком, также весьма полезна в сей болезни.

77. В книге под заглавием «Источник здравия» прославляется от грудной чахотки следующее лекарство: возьми полфунта руты, сорванной в июне месяце, налей на нее пять бутылок речной воды и вари до тех пор, пока половина выкипит, потом, вынув руту, выжми ее, а в отвар положи шесть золотников сабура в порошке, потом положить туда на сутки ветхую салфетку, и по прошествии сего времени высушить оную в комнате, сия салфетка, сложенная ввосьмеро, носится на груди, стараясь так, чтобы порошок сабура положить на ту сторо-

ну, которая прикладывается к груди — и есть испытанное и превосходное лекарство от грудной чахотки. Должно иметь две таких салфетки, дабы, вспотев, можно было прикладывать другую, а первую высушить в тени. Женщинам же во время месячного очищения не должно носить такой салфетки. Но при сем вышеупомянутая лекарства должно продолжать.

78. Также очень полезно принимать ежедневно всякие полтора часа по третьей доли ложки хороших густых пивных дрожжей со щепотью сахара и запивать взваром из исландского моха.

79. Простые люди с большою пользою пьют густой взвар из шиповных ягод по рюмке всякие часа два.

Чахотка

80. Величайший врач Сиденгам говорит, что ни ртуть против болезни, ни хина против перемежающихся лихорадок не действительны столько, сколько в лечении чахотки верховая езда. Боергав предписывает чахотным следующий образ жизни: они должны с тощим желудком ежедневно ездить верхом и с каждым днем увеличивать поездку; по утру и в вечеру крепко натирать все тело теплою сухою байкою, спать в верхних комнатах, рано ложиться в постель и рано вставать, пить медовую воду с равным количеством молока, чаще и меньше в день есть. Употреблять особенно молочные и мучные яства и сладкую зелень.

81. Д-р Берг уверяет, что он чахоточных людей, представляющих живой скелет, совершенно вылечивал и скоро утучнял их, питая ежедневно молочною кашицею из исландского моха; или вымочив сперва означенный мох в воде для уменьшения великой горькости, должно варить один унц его в двух фунтах воды или молока, потом процедить увар, примешать несколько сахару, давать больному чрез два или три часа по половине чайной чашки или более.

82. Молоко козье весьма полезно чахоточным младенцам и больным людям; оно удивительным образом превращает сухощавых людей в дородных и впоследствии не причиняет никаких болезненных припадков. Ослиное молоко почитается еще превосходнее козьего и кобылье лучше ослиного: оно вылечивает самую жестокую чахотку удивительным образом, чему бывали неоднократные примеры. Молоко весеннее есть действительнейшее, а особенно майское.

83. Молоко миндальное в чахоточных болезнях почитается благотворным питьем больного и превосходно укрепляет изнемогающие силы.

84. Д-р Спильсбури предписывает втирание свиного сала ежедневно: оно производится по всей поверхности груди, то есть натираются перед, спина и бока груди, и это продолжается в течение получаса. В семи случаях издерживается сала столько, сколько может быть поглощено в это время всасывающими сосудами. Спасительное действие такого лечения можно

заметить в течение 15 и 20-ти дней и даже скорее. Г. Спильсбури, видя счастливый успех в лечении чахотки от втирания салом, поспешил обнародовать опыт своего лечения, простого, дешевого и доступного каждому.

Глава IX. Детские болезни

85. Ежели дитя кричит то и дело, ножками сучит, блюет часто створоженным молоком, мараеся зелено, то наверно хворает от умножившейся кислоты, что попросту называют грыжей. В таком случае давать ему тотчас чай из липового цвета или белой буковицы пополам с молоком, вместо пищи, прибавляя в оный мыла величиною в горошину на один раз или по полуложке чистого поташа величиною с ячменное зернышко, растертого в довольном количестве сливок или по три капли щелока; или

86. Давать раковых жерновок в порошке по четвертой доле золотника, пополам с порошком корня кукушкиных слезок, пять раз в день с чаем липового цвета.

87. А для унятия боли в животе иногда нужно давать по чайной ложечке макового масла, три раза сряду чрез три часа и им же почаще мазать живот.

88. От детского поноса очень хорошо давать те же лекарства, которыя означены под № 85, № 86 и № 87.

89. От золотухи ребенку, весьма хорошо давать чай из солодкового корня, по чайной ложеч-

ке пять раз в день, и им же теплым примачивать и золотуху; сок из ягод калины вскипяченный давать по две ложечки несколько раз в день, и примачивать оным золотуху раза два или три — похваляется в Петербургских Академических записях за весьма полезное средство. Хорошо также давать четыре раза в день по стольку горючей серы, сколько можно взять на конец ножа пополам с чистым мелом или порошком каких-нибудь жженных костей.

90. Дабы зубки выходили скорее у ребенка, полезно давать ему грызть сушеный проскурияновый корень, обмазанный патокою или толстую свиную ужаренную кожу, а между тем давать лекарство внутрь, означенное под № 86.

91. От судорог и родимца полезно давать детям лекарство, означенное под № 86, и прибавлять в молоко понемногу чаю из порошка корня болдырьяна; полезно также давать одержимым сею болезнью по нескольку капель хлебного вина в молоке, раза два или три в день. Чай из цвета буковицы или мяты, какая есть, очень также полезно давать в таких случаях.

92. Дабы избавить детей от оспы, часто опасной и смертоносной, нет лучшего средства, как прививать коровью оспу дитяти по прошествии полугода.

93. От настоящей детской грыжи или в пупе или в мошонке прежде всего должно оную осторожно вправить, дабы не сделалось более; после же подушечкою, обшитою кожей, прикрыть, дабы вперед не выкатывалась, и давать внутрь

в молоке следующий порошок: возьми корня живокоста и кукушкиных слезок по полузолотнику, смешай, раздели на шесть частей и давай по одной пять раз в день.

94. Если сделается дитя необыкновенно беспокойно, много кричит или его рвет, или заметно, что оно мучится ветрами, или случится запор, то давать ему вечером этого порошка четверть чайной ложки, а если от этого слабит мало, дважды в день. За этим следуют обыкновенно спокойные ночи и почти всегда прекращение расстройств, и я могу привести тысячи примеров, что дети в течение всего первого года ничего, кроме показанного мною порошка, не принимали (так говорит сам Гуфеланд).

Рецепт его следующий: взять магнезии полунции, ревеню драхму, корня мауна (валерьяны) скрупол, укропно-масляного сахару две драхмы, сделать порошок и употреблять по четверти чайной ложки.

Коклюш у детей

95. Заварить в небольшом чайнике горсть сушеной малины и дать ей хорошенько настояться на самоваре, настой слить в другой чайник и распустить в нем ложку красного меду, в котором прежде сего затушить до красна раскаленный конец толстого железного гвоздя. Смесь эту надобно давать больному дитяти теплою, по столовой ложке, не менее трех раз в день, и притом всегда прибавлять от 3 до 6 капель свечного сала, которое, хотя очень

не вкусно, но приносит чрезвычайную пользу в этой мучительной болезни. К груди больного приложить также свечного сала, напитавши синюю сахарную бумагу, проткнутую булавками во многих местах, а чтоб не отваливалась и не холодила груди, укрепить ее длинным довольно широким куском бумаги. Чем заблаговременное употреблять эти средства, тем вернее будет успех, весьма много бывало примеров, что и самые застарелые и упорные коклюши совершенно излечивались сим лекарством в течение нескольких дней. Недавний же коклюш проходит обыкновенно через 4 дня.

96. Трение фланелью, прокуренную предварительно курительным порошком, шерстяными перчатками груди, спины и членов, помогает в коклюше у детей.

Рвота у детей

97. Если дитя кричит, беспрестанно ножками сучит, часто извергает ртом створоженное молоко, марается зелено, в таком случае давать ему тотчас чай из буковицы пополам с молоком и прибавлять по пол-ложке чайной чистого мела.

Цвет на детях

98. Так называемый цвет на детях (мелкая красная сыпь золотушного свойства) облегчается, а иногда и проходит от одного частого купания. Для большего успеха поступают еще сле-

дующим образом: взять пшеничных отрубей с пригоршню, нужно всыпать в мешочек и положить в корыто, облить кипятком, и дать полежать несколько минут, чтобы вода набралась слизи отрубей, потом выжать и, прибавив воды, сколько нужно теплой и холодной, купать в этом дитя. Хорошо после такой ванны вытирать детей теплым вином, разбавленным водою (вина не более $^1/_2$ против воды). При этом надобно весьма беречь дитя от простуды.

Корь

99. При кори необходимо теплое содержание больного (но не разгорячение), избежание простуды и, так как для сего нет вернее средства, кроме пребывания в постели, особенно для детей, то непременным правилом должно быть, чтобы больной оставался в постели в летнее две, а в зимнее время три недели, не на перине, но на матрасе, имел шерстяное одеяло, при температуре 15° в простой доброкачественной кори ничего более не нужно.

Скарлатина

100. Взять ветчинного сала и простого мыла, каждого по 4 фун., искрошить их в тоненькие кусочки, потом истолочь в ступке или чашке, выложить в кастрюльку или в чистый горшочек, положить туда же четверть фунта обыкновенного пропущенного меду и две рюмки пенного вина или полугарного вина, поставить горшо-

чек на самый легкий огонь, чтобы сало растопилось и соединилось с прочим, потом размешать хорошенько, вылить мазь в банку, дать ей застыть и употреблять в скарлатине следующим образом: намазать ею лоскут чистой холстины, прикладывать его к опухоли горла, также к груди, если грудь опухла или стесняет дыхание, покрыть сверху чем-нибудь шерстяным и мазать мазью же и ноги и руки, когда на холстине не останется мази, то намазать ее вновь и продолжать поступать таким образом до совершенного излечения опухолей, бывающих от дурных болезней, прикладывать к опухолям намазанную холстину таким образом же. Больной должен иметь трехнедельное пребывание в постели при умеренно теплой температуре, дабы предупредить себя от простуды.

Глава X. Оспа

101. Лучшее и вернейшее средство избавления от злой и опасной оспы, делающей часто уродом, есть прививать заранее коровью оспу, а всего лучше еще ребенку полугодовалому или более. От сего привития бывает она только на руке и нигде более, и ни один от оной не умирает. Я сам близко 500 детям оную привил, кои все выздоровели без диеты и без всяких лекарств, а большие ходили и исправляли все работы, почему и советую всем родителям прививать оную своим детям, дабы не были причиною их смерти.

102. Если же по пренебрежению привития оспы приключается натуральная оспа, то сначала поступать, как предписано под № 12 и № 16, а если впоследствии окажется сильной, то поступать, как предписано под № 22 и № 34.

103. Если ход и свойства оспы натуральный не сопровождаются опасными припадками, должно совершенно предоставить ее силе природы, то есть не лечить дитя, а только сберечь, особенно от простуды, обременения желудка, испуга, чрезмерной теплоты, не давать ванн без крайней нужды, а наблюдать опрятность частою переменою белья чистого и сухого, наперед несколько нагретого. Если будет надобность в слабительном, не употреблять ревеню и тем более александрийского листа, а лучше давать для питья отвар черносливу, чистую сыворотку, а для прослабления касторовое масло. Главная польза в оспе: прохладный воздух комнаты и прохладная постель.

Глава XI. Желтуха

104. Сия болезнь потому узнается, что бели в глазах и весь корпус весьма желты, и урина испускается густо-желтая, так что рубашка красится оною, будто желтою краскою. Для исцеления от сей болезни полезно пить крепкий взвар, приготовленный из толченых можжучных ягод с прибавкою уксуса, где есть, а в недостатке оного кислейшего квасу по стакану пять раз в день, кроме сего пить по рюмке сока редечного или морковного раза три или че-

тыре в день и при сем потеть в бане в легком пару, поливая часто на каменку взваром из травы чернобыльника или душицы или божьего дерева или богородицкой травы или цвета рябинки.

105. Полезно принимать по чайной ложечке чистого поташу, описанного под № 2, в мятном холодном чае и тотчас запивать рюмкой соку красносмородинного или клюковного, пополам с мятным чаем, и давать сие всякие два часа, или

106. Давать по пяти раз в день по полузолотнику чистого мела, или сушеных истолченных яичных скорлуп, или жженных добела говяжьих костей и запивать жидким чаем из трав копытня или сладко-горько с довольным количеством сока красносмородинового или калинового.

107. Если где находится ревень, то взять корня оного ползолотника, чистого мела два золотника, в порошке смешать, разделить на три доли, давать одну поутру, другую в полдень, а третью на ночь и запивать по стакану чаем из цветов ромашки или ноготков; или

108. Возьми сорок живых мокриц и более, сотри их с полурюмкою хлебного вина и дай больному выпить с довольным количеством холодного чаю из цветов ромашки. Сие лекарство давать три раза всякой день.

109. Очень хорошо пить от сей болезни чай зверобоя, орлиной, траву шандру, серебренник, семя и корень травы большой крапивы, также корень травы чистика и корень земляничный.

110. Весьма также хорош следующий порошок: возьми железных опилок и корни болдырьяну по золотнику, корня большого чистяка четыре золотника, семян морковных два золотника, все в порошок смешать, разделить на шестнадцать приемов и давать по одному четыре раза всякой день в простуженном виде с крепким чаем из травы душицы и им же запивать по стакану.

111. Если же желтуха последовала от чревных твердостей, то надобно давать лекарства, означенныя в шестой главе третьей части, и оныя продолжать.

112. Г. Субербиель в Париж. Медиц. Акад. рассказывал, что г. Дзеспанья страдал желтухою 9 мес. и не мог ничем вылечиться от нея. Брат Козьма (известный в хирургии) дал ему пакетцы, содержавшие по драхме порошка, приготовленного из высушенных в печи листьев орешника. Каждый порошок был настаиваем с утра до вечера на стакане белого вина, и больной принимал это количество настойки каждый день натощак. 12 сих приемов достаточно было для излечения больного. Г. Фликон страдал желтухою, которой предшествовало сильное раздражение кишек. Тщетно лечили его многие врачи. Наконец, он стал принимать порошки брата Козьмы сперва по полудрахмы в полустаканах белого вина, и, наконец по драхме. По истечение 15 дней у больного совсем прошла желтуха.

113. Против случайной желтухи, происходящей от сильного душевного расстройства, от чрезвычайного испуга, гнева, злобы и т. п., весь-

ма действительное следующее средство: взять листьев лесного орешника, от 2 до 4 грамм, настоять их в продолжении ночи, в стакане белого вина, и утром натощак выпить этот прием; 12 или 16-ти таковых приемов почти всегда бывает достаточно для полного излечения.

Глава XII. Замороженные замертво

114. Ежели кто совершенно замерзнет, так что не только руки и ноги окостенеют, но и все тело, нет никакого знака в жизни, замерзший превратился в лед, и уже он суток двух, трех или более находится в таком состоянии, то надобно тотчас по отыскании замерзшего привести домой, не заносить в теплую горницу, но в самую холодную, и раздеть его донага, положить в глубокое корыто так, чтобы голова была повыше, потом налить в него столько холодной воды, чтобы он весь покрылся ею, кроме рта и носа, которые должны быть снаружи. Когда лед станет по наружности всего корпуса оказываться, то весь беспрестанно очищать и выкидывать вон, чрез несколько времени вылить воду, налить свежей и поступать по-прежнему, также сделать и в третий раз, а между тем нос, рот и лицо, незакрытые водою, поливать водою и тереть слегка снегом попеременно. Как не станет более оказываться на теле льда, то вынув из воды, положить на тюфяк или войлок и тереть ноги и руки суконкою от окон-

чания перстов до самых плеч, также живот и грудь, а как заметится, что тело совершенно уже парное, то зажав нос, надувать в грудь чрез уста несколько раз с отдыхом и продолжать, не отчаиваясь о возвращении жизни замерзшему, ибо славный Тиссот уверяет о приведенных в чувство таким образом несколько суточных, двухдневных, даже четырехдневных, возвращенных к жизни. После сих неутомимых попечений, когда тело сделается совершенно мягко, так как у живого, то натирать голову, грудь, живот, а чаще руки и ноги хлебным вином, смешанным пополам с уксусом, когда есть, прибавив немного поваренной соли, и тогда накрыть его, чем есть, легким, а натирание вином и напускание воздуха в рот между тем продолжать, когда же знаки появятся, несчастный станет повизгивать сквозь зубы, дышать, движение оказывать: то впустить ему в рот понемногу хлебного вина, пополам с тепловатым чаем из ромашковых цветов, богородской травы или душицы, когда же станет опамятоваться, то давать побольше теплого чаю с прибавкою уксуса, а после подкреплять его мясною кашицей и внести в горницу, которая потеплее, но не жаркая.

115. Ежели по прошествии шести или осьми часов все упомянутые старания не сделают успеха, а аптека находится недалеко: то взять соляной кислоты оксигенированной марганцем и, изболтав, прикладывать оную к носу или смешать с водою, впустить в рот до нескольких раз.

116. Очень хорошо также взять селитры и марганца, обеих пополам в порошке (где можно до-

стать) и плавить на углях в закрытой посудине, из коей через приделанную длинную трубку во время плавки доставлять замерзшему в нос повременно пар, оттуда исходящий; или

117. Взять порошка марганца два золотника, всыпать в пузырек и налить крепкой водки столько, чтобы была над порошком на два перста, после взболтать и приставлять к носу замороженного, оказывающего признаки жизни; или

118. Возьми порошка марганца три золотника, поваренной соли шестнадцать золотников, смешай, растирая в итоге, всыпь в стакан, налей на сие шесть чайных ложек воды и смешай прутиком деревянным, после налей на сие восемь золотников серной кислоты и подставляй часто на короткое время под нос замерзшего, а притом продолжать средства, означенные в конце № 114.

Глава XIII. Запой

119. От сей болезни, привычкою произведенной, очень полезно давать во всяком напитке, который употребляет запоем — пьющий, порошок из корня травы копытня, да понемногу, чтобы не рвало, а только тошнило.

120. Взять порошка внутренней корки бузины, или крушины, или корня белочеремычного два золотника, штоф вина и настоять дня три или четыре, после давать по рюмке раза три или четыре в сутки. Или принимать по золотни-

ку корня папоротного поутру и на ночь каждый день; или

121. Возьми порошка корня переступня четыре золотника на штоф вина или другого напитка, настой дня два или три и давай по рюмке три или четыре раза в сутки; или

122. Взять внутренней бузинной корки или корня переступня, или корня белочеремичного, сколько надо, дабы сделать крепкий чай и, прибавлять этого чаю понемногу во всякое питье постольку, дабы не рвало, а только тошнило.

123. Простое средство противу сумасшествия от пьянства. Взять хлебного вина и деревянного масла каждого по рюмке и смешать их, дать выпить больному. Мне случалось, говорит г. Нечаев, замечать: 1) что иногда одного или двух приемов сего домашнего средства достаточно к прекращению болезни, 2) что больные тотчас погружались в глубокий сон, или у них делалась желчная рвота, за коею следовал продолжительный сон.

124. Взять богородицкой травы 1 фун., полыни 1 золот., налить штофом пьяного вина, настоять, как обыкновенный настой ерофеича, слить, и больному, преданному пьянству запоем, когда он начнет пьянствовать, давать этого настоя пить, сколько он пожелает, не давая никакого другого вина, водки и настоя, не сказывая ему и не давая заметить, что это лекарство. По окончании пьянства, когда больной впадет в расслабление, поить его чаем из богородицкой травы. Повторяя это лечение не один раз, можно уни-

чтожить влечение к пьянству так, что впоследствии времени больной не будет терпеть запаха вина; но больной и после излечения не должен знать, что его лечили и что он пил обыкновенный настой, а не лекарство.

Опьянение

125. Никакое средство, исключая нашатырного спирта, не прогоняет с такою быстротою хмеля, как крепкий черный кофе с лимонным соком.

126. Для скорейшего возвращения опьяневшего в чувство, дать одну или две ложечки чайных Гофманских капель.

    Для приведения в чувство опьяневшего советуют влить в рот ему несколько ложек винного уксуса.

127. Холодная вода, наливаемая струею на затылок, и вообще вдоль хребта опьяневших, действует оживляющим образом.

128. Ничего нет бедственнее, как пить молоко после излишнего употребления вина. Самое лучшее после пьянства питье есть вода.

Глава XIV. Истерика или кликуша, или порча

129. Признаки сей болезни: часто без причины приходящая вдруг грусть и слезы льются без причины будто кусок в горле стоит и давит;

иногда подкатывается под грудь будто шар, иногда сердце бьется скоро, крепко и больно; тело горячо, а руки иногда холодеют, иногда приключается боль в половине головы, или воркотня в животе, или боль в разных местах, или обмороки, судороги, корчи, тоска, рвота и разные приключения, иногда страждущие сею болезнью фантазничают, кличут, мучатся странными мыслями, некоторые жизнию скучают и желают смерти, а другие оной боятся, эта болезнь вообще называется истерикою, по простонародному: кликуша, время или порча; у мужчин же похожая на сию называется ипохондрия, в коей припадки также похожи, но задумчивость больше и разные привидения, от превратного изображения, столь сильныя, что о должности оных нельзя их уверить... Сии болезни всегда сопряжены с расслаблением нервов: а потому, дабы выпользоваться от оных, должно избегать всего, что расслабляет корпус, а напротив употреблять то, что его подкрепляет, а именно: делать всякой день движение на чистом воздухе в поле или роще, пищу употреблять питательную, означенную под № 49 и № 1, а в питье квас с толокном, или крепкую хлебную воду, или воду с третью долею молока, или взвар из вишен, приготовленный с толчеными косточками; стараться находиться с веселыми людьми, поливать по два или три ковшика холодной воды, по крайней мере три раза всякой день на голову; беречься кровопускания, не находиться в горницах слишком теплых, не огорчаться и не сердиться, и стараться об удовлетворении желания незапрещенным образом и о получении законно приятного предмета и проч.

130. Для излечения сей болезни весьма хороши лекарства, означенные под № 4, № 50 и № 52.

131. Полезно также употреблять от сей болезни пряные растения, как-то: мяту, божье дерево, душицу, шалфей, богородскую траву, палочную, чернобыльник, полынь, укроп огородный, подмаринник, зорную, шандру, руту, дикий розмарин, чабер, цветы: ноготковые, ромашковые, бархатковые, шиповника; горчицу, семя дягильное, тминное, маковое, пижмовое; корень аирный дикодягильный, гравилата, царский, зорный, бедренцевый и проч. в настойке или в чаю, или в порошке или в хлебном вине.

132. Весьма полезно принимать от сей болезни по третьей доле золотника в порошке горючей серы с порошком корня болдырьяна по утрам и вечерам; а еще полезнее будет, ежели к сему порошку ко всякому приему принимать по шестой части доли золотника чистой сажи.

133. Простые люди принимают по полузолотнику золы из жженных перьев, или волос, или копыт, или рогов, три раза всякий день, и тем излечиваются.

134. Часто великую пользу приносит употребление теплых ванн без золы из следующих трав: ромашки, душицы, ноготок, бархатцев, белой буковицы, золототысячника, царского скипетра, багуна, чернобыльника, божьего дерева, богородицкой травки, шандры, маточной, конского чеснока, плакуна, чабера, козачьего можже-

вельника; корней: девясильного, дягильного, гравилата, царского, зобного, бедренцового, болдырьянового; из корок: ясеневой, калиновой, вязовой.

135. Во время же пароксизма сих болезней, дабы быть легче и скорее миновала, очень полезно курить под нос страждущим истерикой перьями какой есть птицы, или стружками звериных копыт, или какими ни есть волосами; или

136. Вынести на чистый воздух больного, тереть руки и ноги снаружи, ладони и подошвы спрыснуть вдруг лицо холодною водою, давать нюхать хлебное вино, или уксус, или душистые травы, какие есть, или прикладывать свежий хлеб под нос, или прикладывать персты, натертые сырым чесноком, или прикладывать под нос хрен с прибавлением соли и кислоты, какая есть; можно также прикладывать и тертую редьку.

137. Полезно щекотать кругом шеи, или под подошвами, или где более зудит; сие скорее всего пособляет.

138. Гофман представляет примеры истинно необыкновенного действия от смешения молока с зельтерскою водою. Он вылечил этим средством ипохондрии и истерии, противившиеся всем лекарствам, и в которых больные не могли переварить никакой пищи и имели уже род чахоточной лихорадки.

139. Отлично хорошо действует в истерических припадках следующее средство: взять шафрану полторы драхмы, померанцевых цветов

три драхмы, ромашки унц, смешать все это, брать столовую ложку на две чашки кипятку, настаивать и процеженный настой пить с сахаром.

140. Теплые ванны, особенно мыльные и соленые, часто бывают достаточны для излечения истерики. Хорошо жевать от истерики горчичное семя, равно и употреблять мятную воду. Обильное питье простой холодной воды, также и зельтерской, весьма полезно одержимых истерикою.

Глава XV. Ломотная болезнь (ревматизм)

141. Где бы ни была ломота, в суставах или мышцах, в одном ли месте или в разные перекидывающаяся, очень хорошо лечить следующим образом: возьми топленой еловой, или сосновой, или можжевеловой серы в порошке, чистого мела по два золотника, внутренней вязовой, или дубовой и калиновой, или дикокаштанной корки по семи золотников в порошке, смешай и раздели на 36 частей и давай по шести порошков всякой день, после чего запивать следующим декоктом: возьми внутренней вязовой и калиновой корок по 36 золотников, изрежь все мелко, смешай и раздели на восемь частей и вари всякий день одну часть для запивания по стакану после порошка; или

142. Возьми корня круглоихинового, иначе кирказон, сокольяго перелета, верхушек дубровки,

паклуна, золототысячника меньшого, всего по осьми золотников, искроши, смешай вместе, раздели на десять частей и вари всякий день одну, налив на сие шесть стаканов горячей воды, и кипяти, пока укипит два стакана, и принимай по четыре стакана в день; или

143. Гораздо лучше принимать в порошке помянутые под № 142 составы таким образом: возьми корня киркaзонного, сокольего перелета, верхушек дубровки, паклуна, меньшего золототысячника, чистого мела по 2 золотника в порошке: смешать все, разделить на 24 доли, принимать пять раз в день и запивать взваром, упомянутым под № 141.

144. Весьма полезно от всякой ломоты употреблять Гудронову воду, означенную под № 73, по полустакану четыре раза в день с отварным молоком и запивать взваром под № 142.

145. Многие излечиваются от ломоты, даже и застарелой, следующим взваром: возьми корня копытня четыре золотника, репейного хорошего фунт или пополам с корнем хмеля по полуфунту; мыльного и стружек с молодых веток можжевелового дерева по 24 золотника; изрезав все мелко смешай, раздели на двенадцать долей, варить всякий день одну долю в девяти стаканах воды, пока не укипит четыре, и процедив, когда простынет, пить по стакану пять раз в день.

146. Многие излечились питьем взвара из сухой или свежей земляники и, употребляя оной недели три, по стакану пять раз в день, и при сем принимая поутру и на ночь по две ложки пост-

ного масла, макового, или льняного, или прованского, а до обеда по порошку, означенному под № 143. Ежели же от масла стало слабить, то принимать только по ложке, а если заметится, что больной стал иметь к нему отвращение, то и перестать на некоторое время.

147. В сей болезни полезно париться в бане, и натирать те места, где ломота, тертым на терке хреном, или редькою, с примесью патоки и поваренной соли, или садиться в ванну из барды, или из муравейника, только надобно, чтобы они были не слишком теплы и не надобно долго в них сидеть, а нынешние лучшие врачи заметили, что пища для молодых должна быть из прозябаемых, как-то: из хлебных, ячных, овсяных круп, киселей и молока, из плодов и овощей, а для старых более приличествует мясная пища всякого рода, многие врачи предпочитают уху из хорошей свежей рыбы, особенно окуней, ершей, пескарей, судаков и раков, и даже утверждают, что оною ухою, чрез ежедневное употребление оной можно излечиться от ломотной болезни. Также весьма полезно страждущему ломотою делать всякий день движение на чистом воздухе, а вредны горячие напитки, гнев и совокупление с другим полом.

148. Наружное лекарство или для унятия боли, или для истребления шишек, опухолей или затверделостей, последовавших от ломотной болезни, за лучшее почитается следующее: возьми свежей травы, называемой молодило, полфунта, прострельной травы двенадцать золотников в порошке, корня круглоихинового 24 зо-

лотника, мыла пять золотников, льняного масла три столовые ложки, или более известковой воды сколько нужно, дабы сделалась припарка, которую поставить на час в печь, прикладывай тепловатую два раза в день и продолжай долгое время; или

149. Возьми свежей или сухой травы болиголова фунт или более, блекотной травы двенадцать золотников, льняного масла четыре или более, горячей воды, сколько надобно, чтобы сделать припарку, которую прикладывать также два раза в день или три.

150. Где есть кустарник козачий можжевельник, то припарку из толченых его листьев, сделанную со щелоком, очень полезно прикладывать всякий день по разу, пока не разболится; или

151. Ветошки, сложенные в несколько раз и смоченные в соке соснового дерева пополам с соком болиголова; или

152. Измазать на ветошку сапожного вара наподобие пластыря и прикладывать, где ломота, через три дни; или

153. Взять цветов ромашки и льняного семени по две горсти, мыла шесть золотников, молока пополам с водою, сколько надобно, дабы сделалась припарка, которую на огне уварить и прикладывать тепловатую на больное место три раза всякий день.

154. Крестьяне разрывают навозную кучу и кладут в оную ноги и руки дважды всякий день, стараясь, чтобы в сем горячем навозе находились близ четверти часа, и от сего получают великую пользу.

155. Ежели же ломота очень велика и больной выходит почти из терпения, то прикладывать ниже затылка к шее сложенную вчетверо или более, обмоченную в кипятке ветошку; или тертый хрен или тертую редьку, или толченую горчицу, смешанные с кислым квасом, или толченый чеснок; или цвет свежей травы лютика, стертой наподобие мази.

156. Муравейная ванна есть известное действительное средство против хронических ломот и онемений суставов. Четыре фунта больших муравьев вместе с их яйцами раздавливают в холстинном мешке, наливают на них кипятку и, процедив жидкость, вливают ее в ванну, которая должна быть 27–30 град., в которой больной должен хорошо пропотеть.

157. Взять высушенного простого мыла, нашатырю и камфоры, каждого по 6 зол., превратить все в порошок, распустить в деревянном масле и белом скипидаре, взять того и другого по стакану и взбить все хорошенько в мазь. Мазь сия отлично помогает в ушибах и ломотах и заменяет вполне летучую и оподельдок; держать ее должно в теплом месте, и после втирания болящие члены надобно покрыть фланелью и не выходить сутки на воздух.

158. Толочь чеснок и, подливая в него мало-помалу деревянного масла, отчего и составится мазь, которая есть превосходнейшее лекарство от простудной ломоты.

159. Д-р Берлин в Фрейденберге хвалит соединение донского можжевельника и можжевеловых ягод как простое и весьма полезное средство против хронических ревматизма и ломоты.

Средство сие заимствовал от одного крестьянина, который сам вылечился им от ломоты после безуспешного употребления многих других средств, в самое короткое время. Б. решился испытать это средство над собою, потому что он тогда страдал хроническою ломотою в пояснице и в бедренных суставах в такой степени, что от жестоких болей не мог почти ни сидеть, ни лежать. Другие же средства, которые он прежде употреблял с пользою, не имели успеха, и потому Б. выписал для себя можжевеловых ягод, травы донского можжевельника и ирного корня по 1 унции, приказал их изрубить, истолочь и разделить на шесть равных частей. Каждый сверток настаивался чайником кипячей воды в продолжение получаса на огне. Вечером ложась спать, Б. выпил три чашки этой горячей наливки. Уже при второй чашке выступил на всем теле обильный пот, а после третьей внезапно утихла боль по всему протяжению седалищного нерва в пораженной конечности и трех ножных пальцах. Пот продолжался целую ночь и урина отделялась в большом количестве. На другой день Б. выпил четвертую и последнюю чашку первой наливки также горячею и, естественно оставаясь в постели, выжидал пота целый час, после чего он оделся и, к радости своего семейства, вышел, не хромая, из спальни. Остальное количество лекарства Б. принимал по-прежнему; после чего он выздоровел совершенно. Означенное средство имеет то преимущество, что оно действует весьма скоро и в короткое время производит совершенный критический перелом, который столь медленно наступает при употреблении других средств. При том оно не только не оказывает вредного действия на желудок и прочие пищеварительные органы, но еще укрепляет их, по содержанию в нем ирного корня. Такое укрепляющее действие необходимо потому, что жестокие боли, сопровождающие ревматизм и ломоту, чрезвычайно расслабляют тело, и эта слабость достигла у Б. до такой степени, что он получил дрожание рук и трепетание сердца. Сверх того описанное здесь средство весьма выгодно по своей дешевизне при лечении больных людей. Оно долго служило средством против ломоты и продавалось в кувшинах весьма дорогою ценою под названием противоломотного напитка. Впоследствии Б. испытал это средство с превосходным успехом даже в острых не лихорадочных ревматизмах, но само собою, разумеется, что оно не имеет места при воспалительных и гастрических сопряжениях, равно как и во время беременности. Наконец, Б. замечает, что и Ян весьма хвалит можжевеловые ягоды против ломоты.

160. Некто с 14-летнего возраста начал страдать ревматизмом, противу коего вообще употреблены были многие врачебные средства. Больной однажды, страдая чрезмерно, в отчаянии решился прибегнуть к употреблению серы, которая в простонародии славилась своею целебностью. Он натер себе обе ноги измельченною серою и тотчас надел чулки. Чрез пять минут он почувствовал значительное облегчение и мог заснуть. С того времени он не стал чувствовать ревматических болей, хотя и подвергался причинам, могущим возобновить оные.

161. Ничто не оживляет так деятельности кожи и не содействует в такой степени испарине, как трение тела фланелью или шерстяными перчатками, поэтому больному, одержимому ревматизмом или другими происшедшими от простуды страданиями, можно производить над собою трение самому себе. Эти трения, равно как и трение тела щеткою, глажение теплым утюгом, часто помогают лучше против ревматизма членов, затылка, шеи, плеч и т. д., нежели лекарства из аптеки.

162. Лечение дегтем ломотных болезней. (Замечания штаб. лекаря Линде.) Благородная дама, 24 лет от роду, занемогла после предшествующей простуды острым ревматизмом и, в течение двух месяцев, была пользована двумя известными врачами. Никакого облегчения не приносили ей действительнейшие врачебные средства против ревматизма. От сильных болей больная проводила многие ночи без сна и оттого крайне изнурилась. По совету знакомых решилась она испытать деготь и после одного намазания им избавилась от мучительной болезни. Намазывание дегтем страждущих мест производится в теплой бане на полке, но отнюдь не до появления пота, ибо иначе деготь не пристанет к телу. Можно также сперва выпариться и вымыться, но в таком случае следует намазывать больные места не прежде, как когда тело совершенно обсохнет.

163. Мазь из березовых почек, народное средство против ревматизма. Взять свежего, несоленого и чисто промытого коровьего масла два фун.

и фунт березовых почек (лучше свежих) и положить в чистый горшок сначала слой масла, на него насыпать слой березовых почек, потом опять слой масла и так далее. Когда все означенное количество таким образом будет уложено, тогда закрыть горшок плотно крышкою и по краям замазать тестом, поставить в только что закрытую печь на целые сутки, вынуть из печи, выжать масло из почек, как можно крепче, в процеженное масло положить мелко истолченной и предварительно растертой с небольшим количеством того же масла камфоры (на два фунта масла достаточно двух золотников камфоры), смешать и оставить для охлаждения, из этого образуется мазь, подобная на вид майскому бальзаму, с запахом березовых почек и камфоры, ее можно сохранить в плотно закупоренных банках, в прохладном месте. Употребление: в теплой комнате больные места растирать фланелью, потом втирать в них мазь, которую предварительно между ладонями растереть как помаду, что и повторять три раза в сутки. Десертной ложки мази и даже до двух ложек будет достаточно для одного втирания. Больной должен оставаться до излечения в теплой комнате. Шт. лек. Меча этою мазью излечивает больных ревматизмом с большим успехом.

164. **Свежие березовые листья против хронического ревматизма.** Д-р Аугенштейн вылечил этим средством больного, который был часто поражаем приступами хронического ревматизма, имел опухоли и тугость в коленах и ступенном суставе, без всякой пользы лечился всякими средствами и наконец стал упо-

треблять снаружи березовый лист. Он слегка наполнил мешок, простиравшийся от пальцев ног до половины бедра свежим березовым листом, не имевшим ни малейшей влажности, происходящей от дождя или росы (условие существенное). Больной вечером, ложась спать, вложил свою ногу в этот мешок таким образом, что она была покрыта листьями со всех сторон. С первого раза он спал хорошо ночью, нога много потела, даже до того, что нужно было вложить оную в новые сухие листья. Аугенштейн нашел употребленные листья очень теплыми, а ногу так вспотевшую, как будто она была подвергнута действию водяных паров. Этим простым средством несколько раз повторенным больной совершенно вылечился.

165. Взять одну столовую ложку бодяги, столько же чухонского масла и три золотника истертого нашатыря, все смешать и натирать смесью страждущее место. Эта мазь еще лучше действует, если натираться ею в русской бане, и составляет самое верное средство от ревматизма.

166. Один имел жестокий ревматизм в плечах, напрасно употреблял все лекарства, мази и спирты, после принужден был прибегнуть к свежей крапиве: два раза пострекал ею больное место и боль совершенно исчезла.

167. Один больной был излечен от ревматизма следующим: хлопчатую бумагу, обмакнувши в деревянное масло, прикладывали к местам пораженным ревматизмом и на другой день боли совершенно исчезли.

Глава XVI. Любострастная дурная болезнь (перелой, сифилис, гонорея)

168. Признаки сей болезни суть: ломота в костях по ночам, боль в горле в холодное время года, пятна по лбу, а часто и по всему телу и возле детородных членов, цвета красномедного, неправильные, маленькие и большие и производят зуд, а иногда разного рода шишки на детородных удах и в заднем проходе, из коих часто появляется течь с зудом. Для излечения от сей болезни совершенно: во-первых, должно воздерживаться от горячих напитков, свиного, говяжьего мяса, зайцев, гусей, уток, жирного, соленого, кислого, а есть только молочные похлебки, кашицы из баранины нежирной или телятины, белый хлеб и сим подобныя, и находиться во время лечения в теплой комнате, а на стужу и на ветер не выходить и воздерживаться от сообщения с другим полом, во-вторых, взял ползолотника сулемы, всыпать в штоф, налить на оную пьяного хлебного вина, как распустится, принимать два раза в день до обеда и до ужина по столовой ложке и запивать декоктом под № 715 и оный же пить и кроме сего по крайней мере по пяти стаканов в день, и если десны станут болеть и изобильная слюна показывается, то перестать употреблять вино с сулемою дня на два или на три, и тогда принимать слабительное: возьми ползолотника корня дикого аврана, поваренной соли золотник, смешай вместе, раздели на три части и принимай поутру по порошку через

два часа, а третий на ночь в конопляном соке и оным же запивай; или таким же образом принимай по полузолотнику крушинной корки, а людям крепкого сложения можно давать его и более, и продолжать декокт. А ежели во рту болит, то полоскать часто тем же взваром пополам с молоком или крепким чаем из цветов шиповника с немногим количеством патоки, а как слюна поуймется и боль во рту убавится, то продолжать опять вино с сулемою по-прежнему, и при всем том лечении непременно должно или садиться на несколько минут в теплую ванну, или париться в бане по крайней мере раза два всякую неделю после обеда часа через четыре. Это лечение должно продолжаться более сорока дней, а ежели весьма застарелая болезнь, то иногда нужно повторить другую такую же пропорцию, делая остановки дня на три и на четыре, ежели во рту боль, изобильная слюна появляется, то поступать по-прежнему, а ежели есть шишки в каком-нибудь месте, то примачивать их раза три всякой день тою же сулемою с вином, ежели же шишки с ранками и течью, то тою же сулемою с вином, пополам с известковой водою, намочить корпию прикладывать к оным, или ежели летом, то всего лучше соком тысячелистника или котовых мудышек.

169. Очень многие английские и французские новейшие врачи уверяют, что любострастная болезнь излечивается совершенно употреблением ежедневным следующего простого лекарства: возьми два золотника селитряной кислоты, влей в полтора штофа воды и пей по стакану всякие два часа так, чтобы в сутки вы-

пить всю сию пропорцию и продолжать ежедневно такое употребление до двадцати четырех или более дней, и при сем лекарстве не нужно наблюдать никакой диеты и ничего более не употреблять. Ежели же есть наружные раны, то взять той же селитряной кислоты два золотника, сбивчатого несоленого перетопленного масла или говяжьего сала шестнадцать золотников, сварить сии два состава вместе на легком огне, чтобы вскипел он несколько раз, мешая лопаткою деревянною, после как простынет, то намазать корпию сею мазью, прикладывать к ранкам поутру и на ночь, и всякия любострастные ранки от того в скором времени наверное излечатся.

170. По излечении же сей болезни должно укрепить себя и для того принимать крепительные лекарства, означенные под № 4 и № 50, № 51 и № 52; или употреблять по рюмке вина с пряными порошками, какие иметь модно, как-то: корня ира, вывишника, имбирю, стручкового перца, травы вахты, тмина, чабера и проч. И при сих лекарствах можно уже всякую пищу посытнее употреблять.

Глава XVII. Любострастный бобон

171. От вогнанной внутрь дурной материи худым лечением делаются в пахах шишки с голубиное яйцо. Как скоро заметятся, то тотчас давать декокт под № 145 и приложить на бобон следующий пластырь и переменять всякой

день по разу: взять чистой еловой или сосновой серы, воску, мыла по четверти фунта, искрошить все, прибавить льняного масла четверть фунта, сока из трав просвирок и болиголова по двадцати золотников, смешать вместе и варить на легком огне, пока влага из трав не выкипит, мешая между тем очень часто деревянною лопаткою, после, отняв от огня, как станет простывать, примешай в оный пластырь порошка семян просвирок и листьев болиголова по осьми золотников и беречь для употребления. Пластырь сей будет гораздо действительнее, ежели растереть с кусочком простывающего сего пластыря три золотника ртути и смешать с оным.

172. Ежели же в четыре дни не убавится от сего пластыря, боль стрельбою продолжается и оный вверх поднимается с краснотою и при осязании чувствуемою мягкостью, то бобон в таком случае клонится к нарыву, в таком обстоятельстве следует употребить одно из упомянутых средств: размазню, сделанную из ржаной муки с патокою; или из муки льняного семени с молоком и медом приготовленную; или размазню из пшеничного хлеба с молоком; или печеную луковицу, растертую, намазанную медом; или винные ягоды, изрезав их несколько мелко и упарив в молоке, прикладывать три раза в день, а когда прорвется, то выдавив осторожно весь гной ветошкою, корпию, то есть ниточки из старой тряпицы, выдерганные и намазанные с одной стороны спуском, сделанным из воску пополам с маслом, вложить осторожно в нарыв, сверху покрыть следующим пластырем: возь-

ми сапожного вару и воску по четверти фунта, льняного масла осьмушку, растопи все это на угольях, и, сколько надобно, намажь на ветошку и прикладывай каждый день; или размазню из пшеничного хлеба и муки семени льняного с молоком сделанную; или размазню из печеных луковиц с льняным маслом, пока не заживет.

Глава XVIII. Любострастная течь

173. Как только появится из тайного уда течь желтая или зеленая с болью при испускании урины, а иногда и без боли, то должно беречься от пищи, означенной под № 168, а есть только легкую и прохладную, как-то: молочное, кашицы, кисели, морковь и печеную свеклу, простоквашу, всякие спелые ягоды и плоды и проч., а вместо питья употреблять воду с морсом каких ни есть кислых ягод или щавельного сока, и принимать следующий порошок пять раз всякий день: взять чистой селитры два золотника, семян или корня просвирок три золотника, смешать, разделить на пять частей для употребления и запивать по стакану воды с морсом. Или употреблять средства под № 169, или

174. Взять щавельного сока пять ложек, сока травы тысячелистника полторы ложки, смешать, принять в пяти приемах и запивать по стакану конопляного или льняного сока; или

175. Пить следующего декокта по стакану с прибавлением молока, пять раз в день или более:

взять корней просвирок или проскурника полфунта, щавельного, земляничного и мыльного по осьми золотников, травы просвирок, котовых мудышков, верхушек с цветами тысячелистника по шести золотников, изрезать, смешать вместе, разделить на шесть частей и всякой день делать из одной взвар для употребления.

176. Принимать но полузолотнику порошка из семян заячьей капусты или портулака, где есть, и запивать сывороткою по стакану пять раз всякой день.

177. Или взять вишневого клею, семян просвирок, чистого мела по два золотника, истолочь в порошок, смешать, разделить на 12 частей, употреблять по одной шесть раз в день и запивать соком морковным пополам с маковым.

178. От застарелой течи весьма хорошо пить Гудронову воду под № 73 и запивать по стакану молока, или

179. Сок тысячелистника и котовых мудышек, смешанный по равной части с известковою водою и молоком, принимать по рюмке пять раз всякой день и запивать взваром под № 13 и № 175.

Глава XIX. Любострастные чирьи или шанкер

180. Сии пупырышки приключаются у мужчин под залупкою или оной, а у женщин между поточ-

кою и мочевым отверстием или на меньших губах или в коих гной находится и разъедают оные. Для исцеления от них должно употреблять взвар и примачивать известковою водою пополам с Гудроновою. Известковая вода так делается: возьми фунт толченой извести, налей на оную штоф воды, дай ей стоять три дня и взбалтывай почаще, после слей для употребления. Гудронова вода под № 73. Обмакивай в оной смеси корпию и прикладывай четыре раза всякой день, или

181. Прикладывать столько же раз корпию, обмакнутую в морковном или травы тысячелистника или будры соком; или употреблять лекарства внутрь, помянутые под № 168 и № 169 и прикладывать на корпии там же означенную мазь, или

182. Присыпать порошком свежих угольев несколько раз в день, или

183. Присыпать следующим порошком: взять толченой канифоли, чистого мела, корня подмаренника и живокосту по равной части, истолочь в порошок, смешать и присыпать четыре раза всякой день, иногда нужно прибавить в сей порошок малую часть извести.

184. Ежели же упорной шанкер, то вместо извести прибавить к сказанному под № 181 порошка белой осадочной ртути, которую можно достать в близком городе, или

185. Прикладывать на корпии мазь под № 169 или № 188, а сверху покрывать пластырь. Для пластыря возьми сапожного вару и воску по четверти фунта, льняного масла осьмушку,

растопи все это на угольях, и, сколько надобно, намажь на ветошку и прикладывай каждый день.

Глава XX. Любострастные шишки, наросты и пятна

186. Наросты и шишки у мужчин наподобие хрящеватаго вещества выростают под залупкою или на оной и на шулятах, а у женщин на меньших и больших губах, и у обоего пола в заднем проходе, из которых, ежели они долго запущены, и едкая материя истекает. Для исцеления от оных должно употреблять средства под № 168 долгое время и наблюдать без упущения все предписанные средства, а снаружи послюнив шишки, присыпать порошком красной осадочной ртути, всякой день два раза, поутру и к вечеру, или

187. Употреблять средства, означенные под № 169, и мазь, там же означенную, на шишки и всякие наросты прикладывать два раза всякой день.

188. В давнейшие времена с пользою мазали всякия шишки и наросты два раза всякой день следующею мазью: взять ртути два золотника с половиною, скипидара ползолотника, растирать все это на тарелке, пока ртуть совершенно смешается со скипидаром, после прибавить понемногу топленого жира двенадцать золотников, размешать хорошенько со скипидарной ртутью и держать в холодном месте для употребления.

Глава XXI. Моровая язва

189. Ежели появится такая болезнь, где ни есть, то важнейшее дело есть, чтобы не робеть, не иметь никакого сообщения с зараженными, не стоять близко от них, не говорить прямо лицо с лицом, а обоим говорить в бок и не трогать ничего, бывшего в зараженном доме, а ежели кому возможно, то всегда лучше удалиться заранее из этого места. Ежели же нельзя, то курить в своей избе уксусом крепким, поливая на раскаленный камень или дегтем курить и носить при себе чеснок, а когда выходишь из дому, то натирать им под носом и губы, съесть кусочек с хлебом и запивать водою с уксусом. Не носить шерстяного платья, а лучше холстинное, ежели можно, навощенное или постным маслом покрытое, не употреблять пьяных напитков и не иметь сообщения с женщинами.

190. Хорошо в предосторожность от сей болезни есть по вкусу хлеба с щепотью порошка из корня травы копытня три раза в день: поутру, после обеда и на ночь, или

191. Принимать настоянный уксус с травами и им натирать под носом, который так делается: возьми порошка корней дикодягильного, девясильного, болдырьянового, листьев дикого чесноку, руты, багуну, шалфею, можжевеловых ягод, чесноку, всего по четыре золотника, искроши мелко, всыпь в большую стеклянную посудину, налей на сие крепчайшего уксуса пять фунтов, дай стоять несколько дней, взбалтывая всякой день раза по два, после слей,

выжми и употребляй по полуложке с водою или квасом три раза в день и имей всегда при себе в пузыречке для натирания под носом, губ и перстов у рук, или

192. Взять порошка корней болдырьянового и дикодягильного по три золотника, копытневого ползолотника, листьев травы руты два золотника, смешать вместе, разделить на 13 долей и принимать по одной три раза в день в кислом квасу.

193. Где близко аптека, то весьма полезно употреблять по десяти капель соляной кислоты оксигенированной четыре раза в день в стакане воды и полезно курить составом, означенным под № 118. Сии средства употреблять и в прилипчивых болезнях.

Глава XXII. Падучая болезнь

194. Употребление корня чернобыльника в падучей болезни не требует приготовления или особенной осмотрительности. Давать его за полчаса до припадка падучей болезни. В таком случае первый прием почти всегда помогает или даже совершенно исцеляет больного. Если это сделать нельзя, то давать лекарство тотчас после припадка. Прием полагается — чайная ложка в несколько согретом пиве. После принятия лекарства больной тотчас ложится в постель и, укрывшись теплее, запивает его, если хочет пить, еще большим количеством гретого пива. Выступающий пот тщательно обтирать. Когда пот пройдет, больной может на-

деть согретое белье, оставить постель: но он должен беречься от простуды, разгорячения тела и особенно употребления водки и избегать душевных волнений. Лекарство это употреблять до тех пор, пока остаются еще следы болезни, при усиленном действии его, редко нужно повторять приемы. Вообще следует повторять приемы не каждый день, а через день. Маленькие дети и грудные младенцы особенно хорошо переносят это средство и нисколько не нужно опасаться его и в больших приемах.

195. Один врач, употребляя все средства к излечению себя от падучей болезни без всякой пользы, определил для себя мало-помалу на молочную пищу и был совершенно освобожден от этой несносной болезни.

196. Люди, подверженные падучей болезни, весьма хорошо поступали бы, если б зимою, по утрам стали принимать по столовой ложке французской водки с большим количеством мелкого сахара и заедали бы куском белого хлеба.

Глава XXIII. Родимец или эпилепсия

197. Сия болезнь случается от испуга, сильной любви или печали, от глистов, кинувшихся разных сыпей и острых мокрот на мозге и от других причин. Припадок оный очень сходен с прострелом, однако, дабы не ошибиться, тем они

отличаются одна от другой, что сия эпилептическая сопряжена с бледностью лица, а та с краснотою или синевою, или багряностью, второе, что хотя и в сей болезни больной также упадает и лишается чувств, но не храпит, а имеет попеременно конвульсии в щеках, руках и ногах, чего в той не бывает, кроме ее начала, третье, что после сей не бывает отнятия членов и по окончании припадка человек здоров, кроме усталости, а после пострела всегда или язык, иди рука и нога отнимается, или спячая болезнь ей сопутствует, наконец, что сия бывает почти всякой месяц раза два или более и сама собою проходит, а та внезапно редко приключается и сама собою почти никогда не проходит. Дабы избавить страждущего от сей болезни, то возьми сока выжатого из свежих листьев шалфея и хорошего уксуса по осьми хлебальных ложек, кислого, жидкого квасу шестнадцать ложек, порошка корня болдырьяну 12 золотников, порошка вишневого клею полтора золотника, смешать и взболтав, давать через два часа по четыре ложки и запивать чаем из шалфея, или

198. Хорошо также принимать сказанное лекарство сим образом: возьми листьев шалфея и корня болдырьяна по шести золотников, смешай, раздели на 12 частей и давай по одной шесть раз в день, а запивать шалфейным чаем, сделанным на кислейшем квасу.

199. Хорошо от сей болезни принимать по утрам по осьми ложек сока, выжатого из желтых цветов травы подмаринника, собранных на рассвете пять дней сряду, или

200. Принимать долго всякий день в крепком взваре из цветов и ягод шиповника с семенами следующий порошок: возьми корня имбирю шесть золотников, раздели па двенадцать частей и давай по одной три раза в день и запивать сказанным взваром.

201. Доктор Лохер, по испытании в большой практике над этою болезнью, советует давать по полтора золотника померанцевых листьев в порошке пять раз всякий день в крепком простуженном чае из цветов зверобоя и запивать оным же по стаканчику, прибавляя немного уксусу.

202. Многие французские лучшие врачи советуют давать в порошке четыре раза всякий день от четвертой доли золотника до полузолотника, а со временем и более сухой травы, называемой молодило, и запивать чаем из цветов подмаринника. Простые же люди дают выжатого из сей свежей травы сока по чайной ложке четыре раза в сутки в квасу всякий день, прибавляя поболее тем, которые после того не чувствуют дурноты.

203. Многие врачи, по совету Гаубия, дают с пользою по полуграну кримзы с полузолотником порошка корня болдырьяна четыре раза всякий день и запивать по стакану крепкого чаю из цвета зверобойного.

204. Многие теперешние врачи дают от родимца по полуграну соли меднонашатырной с полузолотником порошка корня болдырьяна или дубовой омелы три раза всякий день, а запивать чаем из зверобоя.

205. Простолюдины часто излечивают сию болезнь, давая по полузолотнику, какой ни есть, жженой кости или рога, или копыта в порошке, три раза всякий день, прибавляя весу впоследствии и дают запивать по стакану навара из омелы.

206. Если же сия болезнь происходит от рукоблудия, то сию привычку вовсе оставить, а если от глистов, то давать лекарства, описанные в пятой главе третьей части, а если от кинувшейся на нервы сыпи, то употреблять средства, означенные в главе о горячке с сыпью.

Глава XXIV. Обмороки

207. Ежели обморок приключится, то прибегнуть к средствам, означенным под № 135, № 136 и № 137.

208. А ежели есть нашатырь, то взять оного и чистого поташу, означенного под № 2 по равной доле, смешать, всыпать в пузырек и прикладывать в обмороке под нос, пока не опомнится. Очень хорошо взять щепоть порошка, смешать с водою и вливать в рот по нескольку капель находящемуся в обмороке.

209. А как скоро обморок пройдет, то дать тотчас кусочек свежего хлеба и кваса или немного хлебного вина, или чаю из мяты, или ромашки, или шаночек.

210. После же должно прибегнуть к крепительным лекарствам (ежели обмороки происходят от слабости), означенным под № 170.

Глава XXV. Паралич или удар

211. Сия болезнь случается после пострела или апоплексии. Признаки ея: иногда язык отнимается и владение рукою и ногою теряются, больной становится малодушен и при всяком чувствительном действии или разговоре слезы из глаз его катятся. Ежели он полнокровен, то тотчас пустить ему кровь, или ежели молод и почти всегда играет в лице краска, а ежели некому бросить, то приставить пиявиц двадцать или более, то есть по четыре на висках, а остальные на затылке, ниже головы на шее и дать им вытянуть крови стакана два. Прежде же сего поставить промывательное: возьми истолченного льняного семени столовую ложку, а в недостатке оного, и овса или ячменю, или листьев травы просвирок; вари это в четырех стаканах воды, после процеди, всыпь туда полную ложку соли и влей две ложки льняного или конопляного масла и, налив в клистирную трубку, поставь промывательное тепловатое, а если трубки не случится, то взять коровий или свиной пузырь. Вложить в отверстие оного гусиную, куриную косточку со свободным каналом, округленную с одного конца и плотно кругом обвязать с другой стороны, всунуть косточку в задний проход длиною на полтора вершка и поставить промывательное, а в недостатке косточки, сделать из просверленного дерева трубочку, напр. из бузины. После же сего долго тереть суконкою все отнятые члены, а когда случится летом, то сечь оные жгучею крапивою и натирать по крайней мере раз пять в день и принимать следующий порошок всякий день: возь-

ми порошку корня болдырьяну и семян полевой горчицы или самой крепкой огородной, по двенадцати золотников, поваренной соли три золотника, всыпь в штоф, налей на сие бутылку крепкой воды, после чаю, и давай по две ложки пять раз в день.

212. Ежели где находится баранья трава, то ею излечивается сия болезнь, ежели сделать чай из цветов оной сперва из четырех, а после и более золотников, употреблять оный холодный, по стакану шесть раз в день.

213. Весьма хорошо от сей болезни употреблять раз в день по стакану крепкого чая из травы шалфея или свежих померанцев и листьев, или обоих пополам.

214. Очень хорошо лекарство от сей болезни, означенные под № 51, № 52.

215. Ежели же больной сыр или немолод, то излечивается настойкой черной смородины и соком этих ягод. Полезнее будет, если прибавить к ним на суточную порцию по двенадцатой доле золотника корня имбирю или гравилату и железных опилок и смешать с оною, продолжать оныя.

216. А ежели в девять дней или до четырнадцати нет, лучше употреблять лекарства, означенные под № 155 и спуск, сделанный из воску пополам с маслом.

217. Ежели же и после сих последних средств с повторением употребленных нет выздоровления, то продолжать лекарства под № 211, натирать четыре раза в день следующею размазнею: возьми чистых крупных лесных листьев два

штофа, немного неполные, налей на оные крепкого уксусу сколько войдет по горлышко, стоять сутки или более, взбалтывая несколько раз в день, после слей в чистую посудину, всыпь на оную пропорцию поваренной соли четыре золотника и семян крепкой горчицы, чтобы, как взболтаешь, было густо как сливки, смешай и крепко закупорь, когда захочешь натирать отнятые члены, то прежде натирать суконкою, взболтать, после натирать сею смесью по крайней мере четыре раза всякий день.

218. Полезнее также сажать параличных в ванну без золы из следующих трав: ромашки, душицы, ноготок, бархатцев, белой буковицы, золототысячника, царского скипетра, багуна, чернобыльника, божьего дерева, богородицкой травки, шандры, маточной, конского чеснока, плакуна, чабера, козачьего можжевельника; корней: девясильного, дягильного, гравилата, царского, зобного, бедренцового, болдырьянового; из корок: ясеневой, калиновой, вязовой, всякий день по разу после обеда на девять минут и более, замечая, чтобы больной от нея не ослабел.

219. Ванны минеральные, составляющиеся из четырех фунтов извести и двух фунтов горючей серы с довольным количеством кипяченой воды, а после холодной для разбавления пред сажанием в ванну, которую делать всякий день.

220. При всех упомянутых средствах должно каждый день многократно поднимать руки и ноги больного и делать ими движения во все стороны, надобно понукать больного, чтобы сам под-

нимал их и делал движение, сколько может. Ежели же больной слаб, то полезно давать ему по рюмке вина, настоянного порошком корней болдырьяна и гравилата, и запретить, дабы не имел сообщения с женским полом, пока не выздоровеет.

221. Паралич или пострел редко поражают людей без предвестников, но обыкновенно предшествуют ему известные явления, заслуживающие особенного внимания потому, что тогда еще возможно предотвратить угрожающую опасность. К обыкновенным предвестникам относятся: часто возобновляющиеся головокружения, головные боли, особенно в затылке с чувством жара, оглушения, звон и шум в ушах, видение искр и пламени, притупление зрения и слуха, затруднение речи, ослабление умственных способностей, чувство ползания мурашек в членах, тяжесть во всем теле и сонливость, чувство давления во сне, беспокойный сон, прерываемый сновидениями, краснота и припухлость лица, подергивания мышц в одной стороне тела, затруднение при испражнениях низом и мочи, холодный, липкий пот в некоторых частях тела и т. п. К причинам, могущим подать повод к параличу, принадлежат: неправильный образ жизни, неумеренность в пище и питье, во сне и бдении и т. п., чрезмерное напряжение телесных и душевных сил, сильные страсти, особенно сластолюбие, холод, употребление спиртных напитков, преимущественно на ночь, простуды, продолжительный понос, скрывшийся внутрь, накожные сыпи, перенос ревматизма с одного места на другое, прекращение периодического жен-

ского очищения, ножных потов и т. д. Жирные и полнокровные люди, находящиеся в возрасте между 45 и 70 годами и обыкновенно расположенные к удару, должны для предотвращения его воздержаться от слишком питательной, неудобоваримой, жирной пищи и напитков (в особенности вина, разного пуншу, портеру и крепкого кофе), послеобеденного сна, более всего в постели, избегать неумеренных умственных и телесных напряжений и сильных душевных возмущений, особенно излишества в любовных наслаждениях, стараться иметь чистый, свежий воздух в своих жилищах, особенно в спальнях, и ежедневно делать движения на открытом воздухе, однако же не до утомления или разгорячения тела. Относительно одежды должны соображаться с временами года, никогда не носить узкого платья, а особенно не стеснять ноги. Людям, расположенным к полнокровию, должно употреблять ежедневно больше питья, особенно лимонад, при запорах, которые суть предвестники к ударам, принимать по временам побольше свежей холодной воды, снятое молоко, сыворотку, воду с поваренной солью. При оказавшемся у кого-либо ударе в отсутствие врача должно поступать следующим образом: 1) Немедленно расстегнуть и развязать платье, снять галстук, сапоги, дать верхней части тела больного возвышенное положение, освежить воздух, отворив окошки и даже двери. 2) В бесчувствии положить к носу и рту больного винный уксус, слегка растирать фланелью, щетками туловище, руки, ноги, спину и особенно под ложечкою. 3) Спрыскивать по временам лицо и верхнюю часть груди холодною водою: положить на голову холодные примочки со льдом, поставить горчичники к икрам, наложить к подошвам нагретые суконки. 4) Если бы врач не мог прибыть скоро, то бросить кровь из той руки, которая находится в паралитическом состоянии, выпустить глубокую тарелку крови и завязать ранку как можно тщательнее, чтобы не было последственного кровотечения. 5) Вскоре после кровопускания можно поставить промывательное, употребив для этого мыльную воду и раствор в воде поваренной соли. Если мало послабило, то поставить другое промывательное. 6) Внутрь давать питье с уксусом либо с клюквенным морсом. 7) Стараться как можно скорее пригласить врача к больному.

222. Пораженные ударом и находившиеся в беспамятстве одним хреном, приложенным к рукам и ногам, были приведены в чувство, причем свеженатертый хрен для сильнейшего возбуждения можно держать перед носом.

223. Найдено в России весьма действительное средство лечения члена, пораженного параличом. Приготовляется продолговатый мешок, куда вкладывается больной член, но мешок этот должен быть так широк, чтобы в нем было еще место для муравьев целого большого муравейника. Для этого берутся рыжие муравьи, которые кладутся в мешок живые, потом опускают туда больную часть и крепко завязывают. Член оставляют в мешке 2–3 дня. Больной чувствует в это время жестокий зуд и жжение электрическое, подергивание страждущей ча-

сти и находится в повсеместном поту. На третий и четвертый день вынимается из мешка больной член и больной сутки отдыхает, потом опять повторяют это со свежими муравьями дня два или три.

224. Муравьиные ванны составляют также известное действительное домашнее средство против хронической ломоты и онемения суставов. Четыре фунта больших муравьев вместе с их яйцами раздавливаются в холстинном мешке, наливают на них кипятку, и, процедив жидкость, вливают ее в ванну, которая должна быть 27–30 гр. теплоты Реом., и в которой больной должен хорошенько пропотеть.

225. Ежели у кого от паралича отнимется язык, тому весьма полезно полоскать язык дистиллированной водой, она делается из травы кресса. При полоскании должно жевать листья свежего шалфея как можно чаще и глотать сок.

Глава XXVI. Пострел (удар) или апоплексия

226. Подверженные этой болезни те, которые имеют большую голову, весьма короткую шею, широкие плечи и грудь. Кроме этого приключается она от лишнего употребления горячих напитков, или сообщения с женским телом, и от полнокровия, слабости, и усиленных страстей, а особенно гнева, печали, испуга, внезапной радости и усиленной любви. Признаки оной суть: человек вдруг падает без понятия всякого чув-

ства, зубы у него крепко сжаты, лицо багровеет, или очень покраснеет, испускает пену изо рта, иногда и с кровью, храпит громко, с испражнением на низ из обоих концов. Как скоро болезнь эта приключится от какой ни есть причины, то, ни минуты не медля, положить его на спину, чтобы голова вверх лицом гораздо выше была и немного наклонена на правую сторону, надобно все с шеи снять и рубашку расстегнуть, чтобы шея не была ничем сжата, должно тереть щетками руки, ноги и задницу, чтобы были гораздо теплее всего тела, а после закрыть их теплыми полотенцами и в задний проход вставить свечки, сделанные из двух частей мыла или одной части нюхательного табаку, обмазанные патокою и посыпанные поваренною солью, одну за другую до трех или четырех, чтобы хорошо послабило, или поставить промывательное № 211. В оное промывательное прибавить сделанного из полной чайной ложечки крепкого нюхального табаку и трех ложечек порошка корня травы копытня и еще пол-ложки поваренной соли, и ежели сей клистир недовольно слабит, то повторить в другой раз. Продолжение всех сказанных действий прикладывать часто снег или лед на голову и тайные уды или обмакнуть в холодной воде ветошки, и обмакнуть персты в холодной воде, обрызгивать ему лицо с перстов с напряжением, потом непременно бросить ему крови чашки четыре и более, а если нет кровопускателя, то приставить к обоим бокам шеи и к заду по двенадцать пиявиц, и дать им поболее высосать крови. После чего вдувать ему в нос почасту травы донника, или майорана, или лучше кошачьего майорана, где есть, или крепкого табаку, дабы чихал и давать ему, сливая в рот по ложечке, крепкого чая или шалфея с третьею долею уксуса.

227. Когда же больной после всего вышесказанного, произведенного в действие, еще не опомнится, то, продолжая трение, спрыскивание, прикладывание снега или холодной воды, вдувание сказанных порошков, вливания в рот сказанного чая, употребить средство, означенное под № 155, которые нередко дня через три и повторить.

228. Если бы случилось, что сказанные под № 226 промывательные не подействовали, то руки и ноги после сего сечь жгучею крапивою и натирать оною.

229. Когда же больной опомнится, а после оной заметится удар, то поступать, как сказано в главе предыдущей.

Глава XXVII. Слабость

230. От слабости очень хорошо принимать лекарства, означенные под № 4, № 51 и № 52. Или по рюмке вина с пряными порошками, какие иметь модно, как то: корня ира, вывишника, имбирю, стручкового перца, травы вахты, тмина, чабера и проч.; или пить холодный взвар из корня травы бедренца и вывишника пополам взятых, по четыре раза, и при сем с пищею употреблять крепкую горчицу — это весьма пособляет пищеварению, и при этом надобно

особенно беречься жирных, тяжелых и раздувающих кушаний, как то: гороха, репы, свиного шпика и проч.; должно более делать движения перед кушанием, но не до усталости. Употреблять в пищу самые питательные вещества, а беречься жирных, копченых и слишком соленых, и неудобоваримых.

Глава XXVIII. Спячая болезнь

231. При этой болезни человек словно спит на ходу, слабость и безволие его подтачивают. Первое средство от этой болезни — поставить один или два клистира под № 211. После же часто прикладывать па голову снег или ветошки, сложенные в несколько раз, и обмакнуть в воде, а между тем давать чихательные порошки, описанные под № 226, и примачивать голову и под носом хорошим уксусом, и часто вливать по ложечке в рот и щекотать бока и под подошвами. Ежели же продолжать спать с храпением, а он полнокровен и лицом красен, то бросить крови чашки четыре или более, или приставить двадцать пиявиц на затылке и шее. После же поставить табачное промывание одно или два, означенное под № 211 и № 226. Ежели же еще не просыпается и после сего, то прикладывать ниже затылка к шее сложенную вчетверо или более, обмоченную в кипятке ветошку; или тертый хрен или тертую редьку, или толченую горчицу, смешанные с кислым квасом, или толченый чеснок; или цвет свежей травы лютика, стертой наподобие мази и, когда нарвет, то повторить на тех же ме-

стах, а в продолжение всего времени давать чай из шалфея с уксусом.

232. Когда же проснется совершенно, то давать ему продолжать хлебное вино, настоенное мятою, шиповниковым цветом, калуфером, богородицкою травкою, душицею, божьим деревом, базиликою, майораном, розмарином, рутою, чабром, анисом и толченым тмином и пить всякий день по три или четыре раза по стакану пахтаньи или простокваши, или сыворотки, или огуречного, или капустного рассолу.

233. Ежели же после сей болезни, как почти обыкновенно случается, последует удар, то поступить, как предписано в главе о сей болезни.

Глава XXIX. Сухотка (поздний сифилис)

234. От сей болезни лекарства, упомянутые под № 230 и № 56 и пища самая питательная, состоящая из молока, мясных похлебок и жаркого, имеют пред прочими преимущество, а паче всего, долго ежедневное употребление молока, описанного под № 70.

Глава XXX. Судороги или сильные спазмы

235. Ежели случится, что кому сделается вдруг дурнота и он упадет и, лежа в беспамятстве,

имеет движение в руках и ногах с попеременным оных окостенением, а часто и с движением в лице, то сие называется спазмы, от коих должно употреблять означенные средства под № 136 и № 134 и при сем поставить один клистир или два под № 226, а как опомнится, то давать порошки под № 132 и запивать горячим чаем под № 131. По прошествии же пароксизма, ежели он происходит от слабости, то поступать так, как об оной описано.

Спазмы желудка

236. 40-летняя женщина, крепкого телосложения, часто подвергалась судорожным болям желудка, припадки эти вдруг сделались нестерпимо жестоки. Боль, бывшая сначала только в одном желудке, распространилась по обоим бокам, до самой спины. Д-р Арнольд, лечивший эту больную, велел приложить к больному месту холодную смесь, сделанную из свежего корня хрена, истертого и разведенного достаточным количеством уксуса. Эта смесь почти мгновенно произвела сильную рожевидную красноту на поверхности всего того места, которое смесь занимала. От этого боль, столь жестокая дотоле, тотчас стала уменьшаться и миновала совершенно менее, чем в 10-ть минут.

237. Конопляное масло есть старинное средство против нервных болей, желудочных корчей, отвердения матки, причем масло втирают в страждущую часть.

238. Трение живота фланелью, прокуренной предварительно курительным порошком из разных

смол полезно против колики и желудочных корчей.

239. Если болезнь происходит от нечистот желудка, то должно дать слабительное из ревеню и употребить настой с ромашковыми цветами. Очень часто боли желудка уничтожались телодвижением и более продолжительною ездою верхом или в коляске. Когда боль же в желудке происходит от ветров, то больной беспрестанно рыгает и чувствует после кушания чрезвычайное потрясение в желудке, в таком случае больной может получать большую пользу от работы, а более от землекопания, хлебожатия, сенокошения. У одного человека болезнь эта была в жесточайшей степени от сидячих упражнений, испытав тщетно бесчисленное множество лекарств, он, по советам главного врача, сделался сапожником и с этого времени наслаждался наилучшим здоровьем.

240. Д-р Кошт весьма советует следующее простое средство против большого и тугого живота у детей, страдающих особенно сухоткою: взять зрелое яблоко какой бы то ни было величины и сорту, лучше несколько кисловатое, воткнуть в него четыре новых железных гвоздя, оставить их в яблоке на 12 часов, потом вынуть гвозди, дать это яблоко съесть дитяти. Повторять это средство каждодневно в течение долгого времени, употребляя на то каждый раз новые гвозди. Воткнутый в яблоко гвоздь сперва окисляется, а потом окись его соединяется с яблочною кислотою и составляет соль (яблочно-кислое железо), которая, как известно, имеет укрепля-

ющее и разрешающее свойство, и потому так целебно действует на брюшные внутренности, находящиеся у помянутых детей в болезненно расслабленном состоянии.

241. Превосходное средство в коликах живота, особенно почечуйных и происходящих от периодических женских очищений: взять кусочек фланели, обмочить его в горячую наливку из ромашки, выжать, положить на живот и переменять припарку, коль скоро она начнет простывать.

242. Сему страданию некоторые подвергаются, особенно ночью, корчи, причиняющие жестокую боль, поражают не только мышцы икры, но иногда и ляжки. В таком случае тотчас растирать болящия части горячим ромом, а привыкшим употреблять напитки весьма полезно выпить несколько чашек чаю с ромом или меду, согретого с имбирем: главное дело, чтобы вспотеть.

243. В Англии с успехом прибегают от судорог икр к следующему средству: пробки с винных бутылок целыми нанизывают на нитку, кладут это ожерелье вокруг одержимой судорогою икры, и часто почти невыносимое состояние тотчас прекращается. Одна больная, имеющая судорогу в икре, потерла ногу пробкою из бутылки, и судорога прошла.

244. Д-р Шмидт лечил 23-летнюю девушку, у которой судорожные припадки всегда исчезали, коль скоро в это время больная держала кусок железа в руках. Это средство послужило к совершенному ее излечению.

245. Когда у кого-нибудь сводит руку или ногу, то должно натирать ее горчичным маслом.

246. У кого случится в руке судорога, то держать в той руке палочку сургуча, от чего судорога проходит. Ежели судороги случаются у малокровных детей, тотчас положить их в постель и заботиться, чтобы он не ударился об оную. Вслед за сим надобно употребить те противосудорожные средства, какие есть под рукою: окропление холодною водою, трение одеколоном, простым вином или уксусом или, как обыкновенно делают в деревнях, положить в рот несколько поваренной соли.

Глава XXXI. Старость

247. Старость, будучи сопряжена с притуплением чувств и слабостию, не хуже болезни, но дабы облегчить ее состояние и сколько можно продлить жизнь, надобно соблюдать следующие правила:

1-е. Отказаться почти совсем от хлебной пищи, а употреблять по большей части масляное и молочное.

2-е. Кто в состоянии, то всякий день употреблять дважды по стакану меда с пряными кореньями, как то: имбирь и проч. или употреблять по рюмке хорошего вина, а кто недостаточен, то крепкий чай пить каждый день по утрам и вечерам из пряных веществ, означенных под № 131.

3-е. Сколько можно, чаще прохаживаться по рощам для пользования себя жизненным воздухом.

4-е. Тереть легко суконкою живот, ноги и руки по вечерам всякий день.

5-е. Садиться в травную ванну без золы из следующих трав: ромашки, душицы, ноготок, бархатцев, белой буковицы, золототысячника, царского скипетра, багуна, чернобыльника, божьего дерева, богородицкой травки, шандры, маточной, конского чеснока, плакуна, чабера, козачьего можжевельника; корней: девясильного, дягильного, гравилата, царского, зобного, бедренцового, болдырьянового; из корок: ясеневой, калиновой, вязовой; — не из всех, но какие есть из упомянутых — очень полезно всякую неделю один раз.

6-е. Очень полезно класть возле себя собак, кошек и молодых людей на кровати всегда, когда ложиться спать и беречься печали и угнетающих страстей. Наконец, ежели где есть электрическая или гальваническая машина, то сажать стариков в электрическую ванну, хотя дня через четыре на четверть часа, не делая никакого удара, а всякий раз вовремя оной электрической или гальванической бани вынимать искры всеми перстами по порядку из рук и ног, всяким разом по пяти и более.

248. Полезно также пить чай из семян крапивы, сельдерейных, полевого тмина, калуфера, а кто в состоянии, из корки корицы.

Глава XXXII. Отравление ядами

249. Признаки данного и принятого яда суть: тоска, тошнота, позыв на рвоту, ежечасная рво-

та, боль под ложкою, то есть в желудке, и сие место вздутое и тугое а внутри жжет, во рту сохнет, губы и ноги синеют. Как скоро сие в ком заметится, то наверно ядом отравлен. Ежели оный был из рода веществ минеральных, как-то: осадочная красная или белая ртуть, сулема, свинцовая соль, сурик, белила, глет, яр, мышьяк, то нимало не медля, взять чистой просеянной золы фунта два, налить на оную штофа два с половиною воды и варить поскорее, после чего чистый щелок слить и давать по большой рюмке всякую половину четверти часа, запивать по стакану парного молока и продолжать сие до той поры, пока в желудке не исчезнет.

250. Или распустить чистого поташа три золотника в фунте воды, давать по ложке всякую четверть часа и запивать по стакану тепловатого молока. Чистый поташ так делается: возьми чистой золы, сколько угодно, налей равное количество воды на оную, — пусть стоит сутки, часто мешая, после процедить, варить в железном котле, пока вся влажность выкипит, а поташ останется, который собрать в стеклянную посуду и крепко закупорить, спрятать для употребления в сухом и теплом месте, или

251. Гораздо полезнее взять серной печени два золотника, распустить в двух фунтах воды, давать по столовой ложке всякую четверть часа и запивать тепловатою водою пополам с парным молоком до тех пор, пока усмотрено будет ослабление действия яда. Серная же печень делается так: возьми чистого поташа № 2

полфунта, серы горючей полтора фунта, смешай вместе хорошенько, положи в глиняную кастрюлю, дабы на большом угольном огне растопилось, и вместе перекипело, как простынет, то сложи в стеклянную посуду, закупори хорошенько и держи в сухом месте для употребления в нужде.

252. Славный Сиденгам уверяет, что беспрестанное питье тепловатой воды, стакан за стаканом, может освободить посредством рвоты от следствий яда, но всегда вернее в оную довольно густого щелока прибавить или серной печени.

253. Простые люди, по неведению настоящих средств, узнав об отравлении ядом, спасают себя многим питьем молока с постным маслом, продолжая оное долгое время.

254. Ежели же яд из прозябаемых дан кому-нибудь, как-то: из семени или травы бешеных огурцов, из корней или листьев болиголова, семян и листьев белены, листьев красавицы, паслену, наперстной травы и проч., то тотчас давать уксусу в большом количестве с водою, а в недостатке оного, тотчас давать по стакану сока щавельного или оробинцового, или барбарисного, или клюквенного или красной смородины, а в недостатке и этого всякая кислота с пользою употребляется как то: рассол огуречный, капустный, свекольный и очень кислый квас, но в таком случае надобно прежде пить много тепловатой воды со щепотью соли, дабы вырвало оный прозябаемый яд.

255. Ежели же кому много дано шпанских мух, так что уже в горле и во всей внутренности кожу осадило у него и беспрерывный с жестокою болью позыв на урину и даже вместо урины кровью испражняется, и весь похолодел, то как можно скорее давать ему следующий порошок всякую четверть часа и продолжать, пока следствие шпанских мух не пройдет: возьми просеянной муки, семян льняного, порошка вишневого клею или камеди, по четыре золотника, камфоры два золотника, растертой с восемью золотниками мела и сахара пополам, смешай и раздели на пятьдесят четыре доли и принимай, как сказано, в молоке пополам с водою, а снаружи всего больного для поддержания силы примачивать хлебным вином.

256. После избавления больного от яда и прекращения его действия, надобно ему долгое время употреблять по утрам и вечерам лекарства под № 251 по столовой ложке и питаться питательнейшими вещами, как-то: супом молочным, мясною кашицею, студенем, яйцами, молочным киселем и т. д., вместо питья, ежели больной молод, употреблять молоко пополам с водою, а ежели стар или сыр, воду с прибавкою хлебного вина.

257. Как скоро окажется подозрение, что кто-нибудь отравлен стоявшим долго в нелуженой кастрюле кушаньем или каким-нибудь другим ядом, как то: белилами, сулемою или мышьяком, то 1-е, стараться возбудить, как можно скорее, рвоту — щекотанием горла пальцем, пером, питьем теплой воды в большом количестве или

мыльной водой. Равно весьма полезно от отравления мышьяком давать больному в большом количестве что-нибудь из следующего: коровье молоко, коровье масло, растопленный жир, деревянное масло, уголь в порошке.

258. Орфила настоятельно требует, чтобы сперва извергнуть из желудка содержащийся в нем яд средством, производящим рвоту, а потом употреблять теплую воду с медом или сахаром. Полезно после рвоты давать молоко с яичным белком.

259. Недавно в Англии стали употреблять рвотное, составляемое из чайной ложечки мелкой горчицы, размешанной в стакане теплой воды: смесь сия выпивается одним разом: она скоро производит рвоту и полезна, если необходимо быстро извергнуть рвотою яд из желудка.

260. Д-р Нор в Америке пишет: некто принял половину чайной ложки сулемы в чашке теплой воды и у него сделалось жестокое воспаление желудка. Кровопускание, яичный белок и сахарная вода не принесли ему никакой пользы: но мелкий порошок из древесного угля, принимаемый по чайной ложке каждый час, вместе с овсяным отваром, произвел скорое облегчение и выздоровление.

261. Чай с вином есть единственное простое домашнее средство при отравлении грибами и испытанное с успехом д-ром Никитиным.

262. Горчица, принимаемая с белым вином, или уксус, равно и сок капустный, противодействуют яду в случае, если кто наестся ядовитых грибов.

Глава XXXIII. Удавленники и утопленники

263. Ежели случится, что кто удавится на веревке, или будет удавлен другим манером, то, хотя уже тело, руки и ноги окрепли, охолодели и никакого знака жизни не приметно, должно тотчас снять с веревки несчастного, раздеть донага, положить на печь, подкинуть под него войлок и тереть теплыми руками и платками ноги, руки по самые плечи и выше колен, и живот, начиная от ложки до самого лобка, и дуть ему в рот, зажав ноздри, также и в задний проход сквозь костяную трубку или какая есть, а между тем прикладывать на руки и ноги, и живот теплые тряпицы с насыпанною в оныя теплою золою. А когда заметится, что тело тепло, то натерши руку против жилы, пустить кровь, а ежели она не пойдет, то поставить клистир, столь теплый, чтобы только не обжег с примесью табака под № 226, и придерживать задницу рукою, чтобы он долее там был, и еще другой такой же поставить. Сверх того натирать сего больного и лицо теплым вином с уксусом и продолжать дуть в рот.

264. Когда же окажет знаки жизни, то поить его чаем под № 131 с прибавкою уксуса или вина. Таким же образом должно поступать и с утопленниками, а отнюдь, как то в обыкновении ни катать на бочке, ни мять его живот не должно, ибо сие, вместо пособления, еще более вредит.

Глава XXXIV. Падение с высоты

265. Когда случится, что кто упадет с высока головою на что-нибудь твердое и голова повредится, или последует сильное потрясение мозга и от того он не только лишится чувств, но и кровь льется из носа и беспрестанная рвота продолжается, то нет никакой надежды к спасению его жизни. Ежели же кто упадет, хотя и с высока, но не крепко расшибется и не повредит головы, не свихнет поясничного позвонка, то можно его спасти следующим образом: во-первых, бросить ему из руки крови чашки четыре или более, а при недостатке фельдшера приложить пиявиц к затылку и пояснице, по крайней мере двадцать, дабы вытянули довольно крови. Второе. Вытереть его всего хлебным вином пополам с уксусом, с прибавкою поваренной соли, и повторять сие всякий день. Третье. Давать ему по ложке льняного масла четыре раза в день, после того запивать по большому стакану крепкого чаю из арниковых цветов и продолжать сие до выздоровления.

266. Полезно также давать по стакану пять раз в день конопляного соку, сделанного не на воде, а на крепком зверобойном чае.

Глава XXXV. Цинготная (цинга)

267. Сия болезнь узнается по бледности иссиня- или желто-синему цвету лица, губы бледносные, глаза темные, веки, а особенно нижняя, по утрам отекшая, тело слабое, и ноги часто

дрожащие, а повременно пятна на икрах красные или синеватые, позыв на еду нерегулярный, десны обвисшие и гниючие, и ломота по утрам в ногах, начиная от колен по щиколотки. Цинготочные всегда вялы, малодушны и какого бы они ни были сложения, во время болезни делаются сущие флегматики и мокротные, а ежели приключаются вереда на икрах ног, то оные бледны, разъедают широко и глубоко тело и нарастает на них беспрестанно дичь, гной жидкий почти всегда в них находится. Для излечения сей болезни лучшее простое лекарство есть следующее. Взять сосновых или еловых шишек, внутренней вязовой корки, корня конского щавеля и вывишника по фунту, искрошить все и смешать, разделить на 24 части и варить всякий день по одной в одиннадцати стаканах воды, чтобы осталось шесть, которые, процедив, пить по стакану пять раз в день, а при том принимать следующие порошки: взять топленой древесной серы четыре золотника, внутренней калиновой или дико-каштановой корки шестнадцать золотников, корни гравилата и дягильного по осьми золотников, смешать все вместе, разделить на 72 доли, принимать по пяти порошков всякий день и запивать вышесказанным взваром.

268. Давать больному по ложке пивных дрожжей всякие два часа, есть вернейшее и превосходнейшее лекарство в цинготной болезни. Снаружи из пивных дрожжей делать примочки.

269. Цинга может быть вылечена употреблением в пищу одного только коровьего молока.

270. Хрен служит предохранительным средством от цинги и много способствует к излечению оной, для чего принимать его в виде лекарства, настоянный на пиве или вине, что также с пользою можно употреблять для полоскания при опухоли и кровотечении из цинготных десен.

271. Квас и все вообще кислое есть действительнейшее лекарство от цинготной болезни. Следует соблюдать чистоту и опрятность во всем, иметь более движения на открытом воздухе, таковым лечением излечивается цинготная болезнь. Против гнилого запаха изо рта и кровотечения из десен должно полоскать почаще рот отваром из розового меда с квасцами или дубовой коры с квасцами же; отвар делается следующим образом: взять дубовой коры один фунт, квасцов один или полтора золотника, водки, настоянной на хрене, шесть ложек, и все это отварить.

272. Очень хорошо также употреблять средства, предписанные под № 234.

273. Полезно также пить из прижженного ячного солода взвар пять раз в день по стакану, или

274. Ежели производится в весеннее время, то полезно принимать соки из следующих трав, какие можно иметь для молодых: из щавелю, заячьей капусты, оробинца, молодила, дымянки, вахты, а для старых и которые старее: из кошечной травы, ибунки, жерухи, кресса и вахты, взять их по равной части, изрезать мелко, истолочь, выжать сок, пить по рюмке четыре раза в день и запивать по стакану березового сока или чаю крепкого из кервеля.

275. Опытами английских мореплавателей замечено, что цинготные болезни излечиваются, ежели есть всякий день пять раз по два сырых картофеля и продолжать долгое время, запивая декоктом.

276. Полезно также есть часто кислую ботвинью с накрошенным сырым луком и тертым хреном.

277. Полезно также употреблять часто всякие плоды, как то: яблоки, груши, вишни, землянику, малину, черную смородину, рябину, калину, черемуху, ежевику, чернику и морошку.

278. Хорошо также пить поутру, после полдня и на ночь крепкий чай из цветов рябинки, травы руты и шалфея.

279. Полезно также пить ежедневно пять раз по стакану кваса, настоянного хрена пополам со взваром из толченых можжевеловых ягод, и продолжать долгое время.

280. Для излечения же цинготных ран должно прикладывать на оные размазню из тертой сырой моркови три раза в сутки или из тертого сырого картофеля, или

281. Прикладывать обмоченные в известковой воде пополам с морковным соком ветошки, два раза всякий день, или

282. Прикладывать размазню, из глины и квасной гущи сделанную. Или размазню, из пивных дрожжей и муки сделанную, два раза всякий день.

283. Или размазню из тертой свеклы и толченой травы кервеля, три раза всякий день, или

284. Насыпать в рану свежих липовых или березовых угольев, три раза всякий день.

285. Хорошо также пить Гудронову воду под № 73, по стакану с четвертою долею молока пять раз в день и оную же на корпии прикладывать на раны с четвертою долею известковой воды, и когда гнилые десны, то тою же Гудроновою водою пополам с известковою с прибавкою патоки полоскать во рту и держать часто, или

286. Для излечения испорченных десен держать во рту часто сок морковный со взваром дубовой корки или калиновой, или дико-каштановой.

287. Для того же намерения хорошо натирать десны порошком из дубовой или вербной корки, корпя вывишника и березовых, или липовых свежих угольев, по равной части взятых.

288. Или полоскать во рту соком из трав, упомянутых под № 274, и держать часто во рту.

289. А ежели кто близ моря находится, то купаться в оном два раза в день, поутру и к вечеру, до совершенного излечения всех цинготных ран. В отдалении же от моря употреблять ванну под № 2.

290. Еще весьма похваляют для излечения сей болезни употребление капусты, вареной с уксусом или кислым квасом.

Холера

291. Новогородские Губер. ведомости довели до всеобщего сведения о действиях яичного белка против холеры, действиях, подтвержденных

неоднократными опытами и сообщенных особами, заслуживающими доверия. Первоначальные признаки холеры обнаруживаются большею частью: головною болью, щемлением под ложечкой, слабостью в животе или охлаждением оконечностей рук и ног и тошнотою, а потому во время действия эпидемии, как только кто-нибудь почувствует какой-либо из вышеописанных припадков, то не медля должен принять белок от сырого яйца и вслед за ним мятных капель и, между тем, изготовить чай из английской перечной мяты и выпить чашку, укрыться теплее, чтобы произвести испарину, в случае же охлаждения конечностей растирать их при том каким-либо крепким спиртом и несколько деревянным маслом. Соблюдение диеты: пищу употреблять обыкновенную, кроме рыбы, всякой сырой зелени и напитков, производящих пучение живота, вообще несколько подкрепляющую, но отнюдь не ослаблять желудка излишним воздержанием. Употребление вина и водки в небольшом количестве — полезно. Сырой воды не пить. Подобный образ лечения холеры был уже известен в 1830 году и напечатан под названием: действеннейшее средство излечения в сильной степени холеры.

292. Предохранительное от холеры средство: взять белок одного куриного яйца, без желтка, влить в стакан и прибавить равную ему часть теплой воды или мятного настоя, разбить этот белок в пену и принимать внутрь натощак, разом или по ложечке. После запивать клейким питьем. Для этого взять половину чайной чашки мятного настоя, распустить в ней чайную ложку

в порошок стертого вишневого клея или аравийской камеди и этим запивать белок. Белок яйца в холерное время нужно принимать каждое утро, а вечером, ложась спать, вытирать все тело смоченною в прованском масле губкою. Советуется всем употреблять это предохранительное средство потому, что можно надеяться, что с Божьей помощью, при соблюдении прочих благоразумием указанных предосторожностей, заразительное действие холеры уничтожится этим противоядием.

293. В прошедшую эпидемию холеры, бывшую в С.-Петербурге в 1831 год, д-р Буяльский вытирал себе тело несколько дней сряду и приказывал вытирать всех своих детей и людей прованским и деревянным маслом и то же советовал делать своим знакомым, и он ни одного не знал, кто бы из употребляющих это средство заразился холерою.

294. Один из почтенных врачей излечил себя от холеры употреблением мятного чая и теплых сухих припарок на животе. Кроме того больной покрывал себя мехом и старался этим содействовать испарине при помощи теплого чая.

295. Вместо всех известных средств, употребляемых в холере, д-р Беринштейн, в Варшаве, лечил сию болезнь горячею водою следующим образом: больной должен находиться в умеренно истопленной комнате и не слишком тепло одетый, но сообразно с летами и полом, каждые $1/4$ часа он пьет от $1/2$ до целого небольшого стакана колодезной воды так горячей, как можно перенести и повторять это до тех пор, пока не перестанут рвота, понос и конвульсии,

не восстановится теплота тела и не последует обильный пот, который как знак исцеления должен тщательно поддерживаться окутыванием больного, и зимою протапливанием печки в продолжение 24 часов. Г. Беринштейн удостоверяет, что после 12–15 означенных приемов воды, рвота, понос и судороги прекращаются и теплота тела восстанавливается, если же не последует сего улучшения или припадки холеры возобновятся, то больной должен выпить еще 20 приемов означенной воды, поступая таким образом до 3 и 4 раз, в каждое время он может выпить от 50 до 60 приемов горячей воды. Вообще же от 20 до 30-ти приемов достаточно для излечения болезни.

296. В случае жестокой холеры г. Б. прибавляет к каждому приему воды, сообразно с летами больного, по 3–5 капель едкого аммиачного спирта или столько же лавровишневой воды. Первые приемы воды обыкновенно выходят рвотою, но на это, как говорит Б., не должно обращать внимания. Тех из больных, кои окажут отвращение от горячей воды, должно склонять к тому убеждениями, если же будут упорствовать в своем намерении, то давать воду сперва не столь горячую и потом постепенно разгорячать ее.

Часть вторая

БОЛЕЗНИ ЧАСТНЫЕ

Глава I. Бородавки

297. Простые люди излечивают оные, намазывая соком большого чистотела или белого молочая и на ночь всякий день, и поутру.

298. А где есть барские оранжереи, то из оных снабжаются свежими листьями винных ягод и натирают выдавленным из них соком бородавки по утрам, или

299. Берут кусочек негашеной извести и кладут на них всякий день, пока не пройдут, помочив их прежде, или

300. Берут спичку сырого дубового или орехового или ольхового дерева, кладут оную в огонь, оставляя четвертую часть оной вне огня, и когда с наружного разгоревшегося конца станет истекать пена, то мажут оною бородавки вся-

кий день, пока не пройдут. Иные же, раскалив железную проволоку, прикасаются ею слегка до бородавок раза три или четыре, пока не исчезнут.

301. Когда же близко город и аптека, то всего лучше взять ползолотника крепкой кислоты морской соли и обмакнуть в ней тонкий деревянный прутик, дотрагиваться оным до бородавок, ложась спать, в несколько дней наверно бородавки исчезнут.

302. Давать больным магнезию (жженную) по чайной ложке утром и вечером, но некоторым из них достаточно давать ее в меньших количествах, от употребления магнезии бородавки делаются меньше, площе, их легко сдирать слоями или они сами собою отстают кусками. По 4-недельном же непрерывном употреблении магнезии не остается и следа от таких бородавок. Уже к прежде советовали магнезию для постоянного истребления мозолей, вероятно, она была бы полезною и против родимых пятен, бывающих иногда в виде мозолистых наростов.

303. Толченый чеснок, смешанный со свиным салом и положенный на бородавки, истребляет оные.

304. Бородавчатые наросты (кондиломаты) остроконечные и плоские исчезают скоро и верно, если мазать их, судя по величине и застарелости, два или три раза через день или два кисточкою, смачиваемою в чистом креозоте. Кроме весьма сносного жжения, больной вовсе не

чувствует при таком мазании никаких других неприятностей.

Глава II. Воспаления наружные

305. Он узнается по биению пульса в тех местах, где приключаются, по красноте кожи и чувствительному жару в оных. Для прекращения оных, как только появятся, употреблять средства под № 12 и № 13 и пить как можно более там означенного, только все тепловатое, а снаружи прикладывать теплую размазню из толченого льняного семени пополам с листьями просвирок и сывороткою, или водою, приготовленною три раза в день, или

306. Взять цветов ромашки и листьев просвирок и положить оных довольно в кипящую воду, когда станет кипеть, то, отняв от огня, держать оную, накрыв место, где есть воспаление, против оного, дабы пар до него доходил, и сие повторить раза три-четыре в сутки.

307. А ежели воспаление не слишком крепко, то взять в кусочках свинцу золотника в два или три, налить на оные стакан уксуса или очень кислого квасу, поставить на теплом месте, мешая его часто, дабы настоялось день или два, после слить в штоф и, прибавив столько же хлебного вина, остальное добавить до полноты штофа колодезною водою и смешать. Когда понадобится, взять часть этого и смешать, намочить ветошки и прикладывать через три или четыре часа.

Глава III. Вывихи в суставах

308. Когда случится, что вывихнутся или рука или плечо, или нога из своих суставов, то первейшее пользование состоит в том, пока не приключится воспаление и не вспухнет, дабы тотчас поставить на место вывихнутую часть по прежнему, но делать сие без натуги, а слегка потягивая вниз, подвигая полукружно и придерживая с той стороны, в которую выпало, с нажиманием, а когда найдет на место, то, придерживая в оном вывихнутую часть, другою рукою натирать вином, настоянным с мылом и, не выпуская с места, наложить лубки с обеих сторон, подложив под них ветошки, дабы они не терли и, обвязать их хорошенько бинтом, дабы опять не выскользнули, и дать так остаться до двух суток, а больной, чтобы лежал покойно, не поворачивая вывихнутого места, или

309. По вправлении вывихнутой части на место и сделанной перевязке, взять цвета рябинки, донника, богородской травы, мяты, порошка корня бедренца по равной части, налить на сие хлебного вина, чтобы было выше на четыре дюйма, дать настояться, взбалтывая часто, сутки или более, после слить, смешать пополам с уксусом и, обмакнув ветошки, прикладывать на вывих или примачивать сквозь перевязку до выздоровления или прикладывать размазню из корня сального, или

310. Недавний вывих может вправлен быть одним потягиванием или подергиванием вывихнуто-

го члена. Лекарство в этом случае: уксус или простая вода, растирание вывихнутого члена в свое место.

Глава IV. Выпадок из матки или задней кишки

311. Ежели рукав от матки или задняя кишка наружу высунется, то всякий раз облив оные несколько раз холодною водою, вправить и сделать из холста круглый валик яйцеобразный и поуже с одной стороны, набить оный туго хлопками, и зашив, обмазать сметаною и посыпать сверху порошком из шипового цвета, всунуть в рукав матки или подложить под задний проход и подвязать, дабы не выпал, и так носить долгое время, пока не вправится, наблюдая, дабы валик сделан был пропорционально: не более двух вершков в рукав матки и не длиннее вершка к заднему проходу.

312. Ежели же выпадок от сего не останавливается, то после поливки холодною водою, всякий раз посыпать порошком из корки дубовой, семени подорожника и корня лошакова уха, по равной части взятых, а после вправить оные и придержать, как выше сказано, или

313. Посыпать порошком из зернышек ягод шиповника или из завязного корня, или губки, растущей на дубе и стертой на терке, или омелы, или моха, растущего на старых дубах, или финиковых косточек, где можно их взять.

Глава V. Грыжа

314. Она приключается по большой части в пупе или в паху. Как только появится, то должно ее вправить и так укрепить повязкою, чтобы не выкатывалась, и носить оную долгое время, а при сем как можно осторожнее и тише ходить, а ежели больному меньше двадцати лет, то давать ему следующие порошки: взять железных опилок пять золотников, корня травы лошакова уха, внутренней вязовой и дубовой корки по четырнадцати золотников с половиною, семени тмина два золотника, всего в порошке, смешай, раздели на 50 порошков и принимать по полупорошку четыре раза в день и запивать холодным взваром из омелы и шипового цвета, продолжая порошки сии долгое время, излечивается грыжа у молодых.

315. Ежели же кто уже в немолодых летах, то нет другого средства, как промыслить себе хороший бандаж и носить оный по смерть, дабы она не выкатывалась.

Глава VI. Желваки и зобы

316. Зобы бывают только на передней части шеи, желваки не только на шее, но и ниже коротких ребер и на руках. Сия болезнь лечится следующим образом: возьми чистой сажи, травы болиголова, молодила, махровой мяты, корня круглоихинового, бараньей травы, всего по три золотника в порошке, смешай, раздели на

45 частей и давай по порошку четыре раза в день, а запивать следующим декоктом по стакану: взять внутренней вязовой и калиновой корок по полфунту, моха растущего на дубах 16 золотников, изрезать мелко и смешать вместе, и разделить на десять долей, и всякой день варить по одной для употребления, как сказано.

317. Следующий порошок очень действителен от сей болезни. Взять винного камня, приготовленного с железом четыре золотника, внутренней вязовой и дубовой корки по шестнадцати золотников, мускатного орешка два золотника, а в недостатке оного, два золотника корня гравилата, истолочь все в порошке, смешать и разделить на 76 частей и давать по порошку четыре раза всякий день и запивать чаем из травы молодила пополам с махровою мятою.

(Винный камень с железом, или бульдасие, так приготавливается: взять полфунта железных опилок, винного камня, иначе называемого кремортартар, фунт, смешать, всыпать в муравленый кувшин, налить на сей фунт пельного хорошего хлебного вина и мешать многократно, не закрывая ничем отверстие, поставить в печь с хлебами и дать стоять, пока вино выпарится, после высыпать порошок, истереть и опять всыпать в кувшин и поставить вторично в горячую печь, налив столько же вина и дать стоять, пока сделается как тесто, из которого, как простынет, делать шарики весом в четыре золотника и высушить, спрятать для употребления.)

318. Или взять порошка из листьев травы болиголова ползолотника, корня круглоихинового, чистого мыла, всего в порошке по четыре золотника, смешать, разделить на двадцать четыре доли, принимать всякий день по четыре порошка и запивать чаем из мяты.

319. Простолюдины делают пилюли из сажи и мыла пополам, величиною с горошину, принимают по четыре, три раза всякий день, запивают чаем мать-и-мачехи с морковным соком и тем излечиваются.

320. Снаружи очень хорошо прикладывать на желваки размазню из тертой моркови пополам с мукою из русских бобов и немного толченого полевого тмина, всякий день раза два или три, или

321. Столько же раз размазню из травы молодила с четвертью части порошка круглоихинового и немного шипового цвета и меда, или

322. Прикладывать конопляные листья, толченые с ея же семенем, всякий день поутру и на ночь, или

323. Прикладывать размазню из свежих листьев травы болиголова и тертой сырой моркови, пополам смешанную, поутру и на ночь, или

324. Прикладывать всякие два дня следующий пластырь: взять сурику четверть фунта, воска, мыла, сапожного вара, мелко искрошенных по полфунту, топленого мозга из костей двенадцать золотников и столько же макового масла, растопить на вольном огне, мешая часто, после отнятых от огня, как станет просты-

вать, всыпать в оную смесь травы молодила, болиголова, листьев казачьего можжевельника по пяти золотников в порошке корня кирказона, свиного хлеба, дикого аврана, семени полевого тмина по четыре золотника с половиною, мешать долго все вместе, пока не остынет, и беречь для употребления. Ежели же какой травы или корня нет, то можно и без них обойтись, а для пропорции положить какой-нибудь из упомянутых трав вдвое.

325. Простые люди принимают по полузолотнику бодяги с щепотью жженных костей три раза в день и распаренную бодягу прикладывают на желваки два раза всякий день, с пользою.

326. Взять кусок фланели, насыпать на нее пудры и тереть ею зоб около 12 минут. Трение это повторять три раза в день, всегда в одно время, производить его правильно, однообразно и продолжать настойчиво до тех пор, пока зоб начнет видимо уменьшаться. Конечно, трение это надобно продолжать долгое время, чтобы получить от него желаемый успех.

Глава VII. Занозы

327. Первое средство есть, чтобы тотчас вытащить занозу, где бы она ни была: в руках, ногах, а после примачивать вином, или

328. Хорошее действие имеет прикладывание творогу на занозу.

329. Ежели же нельзя вынуть занозы, то надобно прикладывать размазню, сделанную из ржаной муки с патокою, по два раза в день; или из муки льняного семени с молоком и медом приготовленную; или размазню из пшеничного хлеба с молоком; или печеную луковицу, растертую, намазанную медом; или когда есть винные ягоды, изрезав их несколько мелко и упарив в молоке. Когда же нарыв прорвется, то, выдавив осторожно весь гной ветошкою, корпию, то есть ниточки из старой тряпицы, выдерганные и намазанные с одной стороны спуском, сделанным из воску пополам с маслом, вложить осторожно в нарыв, сверху покрыть следующим пластырем: возьми сапожного вару и воску по четверти фунта, льняного масла осьмушку, растопи все это на угольях, и, сколько надобно, намажь на ветошку и прикладывай каждый день; или размазню из пшеничного хлеба и муки семени льняного с молоком сделанную, и № 250.

Глава VIII. Зашибы (гематомы, ушибы)

330. Очень хорошо от зашибов и от побагровелых от оных частей тела прикладывать ветошки, обмакнутые из следующей смеси: возьми железный шарик, описанный под № 317 в порошке, всыпь в полуштоф и налей на него половину хлебного вина, а половину кислейшего ква-

су или уксуса, когда есть, взболтай и смешай, поливай на ветошки и прикладывай оные на зашибы, или

331. Взять хлебного вина, настоянного довольным количеством мыла, чтобы было так, как неснятое молоко, а ежели есть камфора, то с прибавкою оной еще лучше обмакивать в сем ветошки и прикладывать на зашибы три или четыре раза в день, или

332. Взять уксусу и хлебного вина по стакану, поваренной соли мелко истолченной полтора золотника, смешать и, обмакнув в сем ветошки, прикладывать на зашибы, повторяя, когда станет высыхать.

333. Хорошо также часто прикладывать на зашибы холодную воду, или тереть снегом, или льдом.

334. Где есть подпивные дрожжи или виноградные, то взять оных погуще, разбавить железною кузнечною водою, упомянутою под № 4, и посолить оную, смешать, и обмакнув ветошки, прикладывать три раза всякий день.

Ушибы

335. Г. Профессор Барановский сообщает в журнале Министерства Внутренних дел, что он убедился, на собственному опыту, что бодяга в случае ушиба решительно лучше всех других медицинских средств. Если бодягу приложить к телу непосредственно после ушиба, то синевы совсем не будет, во всяком случае, боль затихнет, опухоль проходит и ушиблен-

ное место перестает болеть чрезвычайно скоро, по крайней мере в три или четыре раза скорее, нежели при употреблении каких бы то ни было других средств, пред которыми бодяга имеет еще и то важное преимущество, что употреблять ее чрезвычайно удобно. «Бодягу против ушибов употреблять: взять порошков сухой бодяги, тертый или толченый, смешать его с водою так, чтобы вышло тесто, для чего надо брать на ложку воды не меньше двух ложек бодяги, таким образом бодяжным тестом покрыть ушибленное место, смотря по обстоятельствам, или просто, или намазать на тряпочку. Бодягу нужно смешать для того, чтобы прилепить ее к телу, если воды слишком много, то действие бодяги обнаружится не так скоро, она действует только тогда, когда часть воды испарится и бодяга подсохнет. Впрочем и то должно заметить, что совершенно высохшая бодяга сама собою обсыпается и потому, если надобность в ней не прошла, то следует или намазанную по временам смазывать, или намазывать свежего бодяжного теста. Бодяга всего действеннее в соединении с водою, другие примеси ее ослабляют».

336. Взять: высушенного простого мыла, нашатырю и камфоры, каждого по 6 зол., превратить все в порошок, распустить в деревянном масле и белом скипидаре, взяв того и другого по стакану, и взболтать хорошенько в мазь. Мазь сия отлично помогает в ушибах и ломоте, и заменяет вполне летучую и оподельдок, держать ее должно в теплом месте и после втирания ею болящие члены надобно покрыть фланелью и не выходить сутки на воздух.

Глава IX. Корчь (судороги, стягивание мышц)

337. Часто ведет икры в ногах с мучительною болью, а особливо по ночам. Дабы избавиться от сего страдания, должно взять макового масла, настоянного порошком корня болдырьяна ложки четыре, порошка горючей серы четыре золотника, смешать хорошенько и натирать, где корчь появится.

338. Хорошо также натирать хлебным вином, настоянным душистыми травами, а особенно английскою мятою, майораном, цветом ромашки и порошком корня болдырьяна и семени блекотного, по равной части.

339. А ежели приключается очень часто, то принимать внутрь следующий порошок два раза всякий день: взять горчей серы и поваренной соли по два золотника, корня болдырьяна четыре золотника, всего в порошке, смешать, разделить на 24 части, принимать всякий день по одной, поутру и на ночь и запивать ромашковым чаем.

Глава X. Краснота лица от солнца

340. Очень хорошо от загару мыть лицо и шею чаще посоленою немного сывороткою, или

341. Вином, настоянным облупленными свежими, мелко искрошенными огурцами, или

342. Настоем крепким травы дикого льна, или

343. Хорошо также вытирать лицо и шею свежим творогом, смешанным с сырым яичным белком, по два раза в сутки, и после всякого раза вытирать загоревшие места сухою бобовою мукою.

Веснушки

344. Мойте несколько вечеров сряду, незадолго перед тем, как ложитесь спать, лицо, шею и т. д. крепко рассоленою водою, которая приготовляется таким образом: в кипяток из речной воды кладут поваренной соли столько, сколько ее в ней распустится. Простудить эту рассоленную воду и смачивать ею лицо; не обсушивая потом его. Если же оно высохло, то тонкий соляной слой, на нем засохший, стирают.

345. Нажми соку из неспелой смородины, которая хочет уже рдеться, и примешай к нему сырого молока столько, чтобы вышел из того жидкий кисель. Этим киселем намазывайте 8 вечеров сряду лицо, и на следующее утро смазывайте молоком. Умывательная вода из двух лотов истолченной в порошок буры, распущенной в фунте розовой воды, равным образом весьма действенна против веснушек, особенно, если вместе с тем втирать в лицо каждые двое суток оподельдок.

346. Взять горчицы, приведенной в тонкий порошок, 6 лот, миндального масла и лимонного соку по 1 лот, смешать все сие хорошенько и сею мазью натирать ежедневно по одному разу веснушки и родимые пятна.

Глава XI. Лишаи

347. Очень хорошо для уничтожения лишаев следующее лекарство: возьми кислого сока красной смородины или кислицы, или клюквы рюмку, порошку пережженного мела столько, чтобы, смешав с соком, сделалось так густо, как сметана, и такою смесью, сделанною всякий день свежею, мажь лишаи раза два или более, или

348. Взять, сколько угодно, раковин, находящихся на берегах рек, истолочь их, всыпать в пузырек и налить на оные сока щавельного или красносмородинного, чтобы после взбалтывания, как отстоится порошок, над ним было дюйма на три. Как распустится наподобие молока, то примачивать тем лишаи, или

349. Примачивать лишаи соком травы молодила, или

350. Настоять молодые хмелевые побеги с белым вином или сывороткою через ночь в горячей золе и тем примачивать лишаи, или

351. Взять несколько кусков свинца или белил, или сурика, например: четыре золотника, которого ни есть, всыпать в полштофа, налить кислого уксуса бутылку, или сока белой смородины, или чего другого кислого, дай стоять в теплом месте дня три или четыре, взбалтывая иногда, и тем примачивать лишаи.

352. Калмыки пьют взвар из солодкового корня всякий день, им примачивают часто лишаи, и тем оные исцеляют.

353. Ежели же от внутренней причины, то употреблять всякий день следующий порошок: взять чистого мела и горючей серы по три золотника, корня девясильного или конского щавелю шесть золотников всего в порошке, смешать, разделить на 24 части, принимать по порошку четыре раза в день и запивать взваром из конского щавелю, или из стебельков травы буд-дерево, иначе сладко-горького.

354. Мазь против лишая: взять чистого дегтя фунт, синей овечьей мази четверть фунта, поваренной соли около половины бутылки и половину бутылки горючей воды, разжидить ею деготь, прибавить к нему несколько ржаной муки, потом смешать овечью мазь с поваренною солью и, наконец, смесь эту соединить со смесью вышеописанною. Синяя мазь: взять скипидару 6 лотов, ртути два лота, смешать их между собой как можно лучше. Необыкновенное целебное свойство этого средства не подлежит сомнению.

355. Мазь от лишаев: взять 6 драхм прованского масла и 2 драх. раствора хлористой извести.

356. Маринус вследствие сделанных им опытов, утверждает, что для лечения лишаев и шолудей, какого бы они ни были вида, нет лучшего средства, как сажа в форме обмываний и мази. М. уверяет, что он лечил этим средством более 200 больных всех возрастов и обоего пола, пораженных лишаями, шолудями, чесоточными или лишайными язвами, и из числа этих больных более 150 человек были вылечены, прочие частию получили облегчение, а ча-

стию остались в том же положении. Здесь надо заметить, что последним употреблены были и другие разные средства, но все не было успеха. Мазь тщательно составляется из равных частей (по 2 унца) просеянной древесной сажи и мягкого свиного жира, для втирания в болезненные части два раза в день, утром и вечером. Пред этим втиранием болезненные части были обмываемы декоктом, составленным из двух пригоршней просеянной сажи и 16 фунтов воды. Смесь сию должно кипятить в течение получаса.

357. Возьми иодина 15-ть гран, иодистого потассия два скрупула, раствори их в 5-ти унциях перегнанной воды и прибавь 1 унцию винного спирта. Раствор сей, будучи приложен в виде примочки на несколько часов, причинит сначала сносное жжение, и вскоре за сим больной почувствует облегчение.

358. Один старик имел в течение многих лет лишайную сыпь в виде лишая чешуйчатого и мокрого, которая покрывала всю поверхность обеих ног. Жибер употребил снаружи тресковое печеночное масло (ворвань), которым обмывалась вся поверхность ног, два раза в день, утром и вечером. Чрез несколько дней больной был излечен, если сыпь возобновлялась иногда, то она скоро проходила от масла.

359. При лечении местными средствами слабительные очень полезны. Но без внутренних лекарств одними наружными лечить лишаи опасно, дабы не вогнать оные все внутрь. Гу-

феланд, советуя кокосовое мыло как невинное целебное средство в лишаях разного рода, говорит: многие, как собственные, так и чужие опыты удостоверяли меня, что в лишаях, которые так мало переносят наружные средства, кокосовое мыло составляет часто весьма действенное и притом невинное врачебное средство и, если оно не излечивает лишаи, то, по крайней мере, утоляет и уничтожает в них несносное жжение и скребеж. Мыло растворять в теплой воде и мыть ею болезненные места 3—4 раза в день.

360. Д-р Мартин говорит, что простолюдины с большим успехом употребляют против лишаев, особенно почешуйных, средство, состоящее в том, что они, быстро погасив зажженную смолянистую лучину из соснового дерева, происходящий потом дым наводят на болезненное место. Сие средство, несколько раз повторенное, излечивает в продолжение 8 дней весьма упорные лишаи.

361. Из местных средств действеннее прочих теплые мыльные с отрубями ванны, а в особенности русские бани.

362. Лечение лишайных сыпей на бороде. Алибер употребляет с большим успехом адский камень и каждый прыщ прижигает оным, через несколько дней черное пятнышко отпадает без гноения. Во время лечения не надобно бриться, а стричь волосы на бороде ножницами, избегать вина, кофе, чаю, соленого мяса, вяленой рыбы и вообще всякой жирной и масляной пищи.

Шолуди (струпья, парша)

363. Средство от шолудей на голове, которое известнейшими врачами испытано и найдено полезнейшим: наловить живых лягушек и положить их в глиняный муравленный горшок, замазать крышку оного плотно, чтобы пары не могли выходить. После чего горшок ставить почаще в горячую печь, чтобы лягушки совсем высохли. А когда они высохнут и простынут, то истереть их в порошок. Потом намазать голову у больного ветчинным салом и посыпать помянутым порошком, после того покрыть голову пузырем и обвязать платком, чтобы порошок пристал плотно к голове. По прошествии суток снять все долой, и голова совсем очистится. Потом намазать голову еще салом, но порошка уже не сыпать, а завязать только голову, чтобы была тепла, и после того больной совершенно исцелится. Если потом голову будут еще мазать несколько дней сряду и держать в тепле, то пропадут и оставшиеся на оной рябины и морщины.

364. Самые жестокие и упорные шолуди исцеляются, если мыть оные почаще французской водкою, без всякого другого лекарства.

365. У 10-летнего мальчика вся голова 19 месяцев была поражена шолудями, с 18 фев. по 2 марта голова была обмываема отваром из сажи с очевидною пользою. Отвар приготавливается следующим образом: взять две больших горсти сажи и фунт воды, варить полчаса и потом выжать жидкость и ею обмывать. Жидкость сия заменяет креозот.

Глава XII. Лысина

366. Очень хорошее средство, дабы волосы покрыли опять лысину, есть: варить крепкий взвар из корня и травы репейника и ржи пополам на квасу вместо воды и, процедив, мыть по вечерам через два дня, а после вытереть голову полотенцем, как высохнет, мазать свиным несоленым и нетопленым салом, и продолжать сие месяц или более.

367. Весьма хороша также следующая мазь для выращения волос: возьми почек дерева тополя полтора фунта, а в недостатке их шиповника и самых молодых можжевеловых шишек по девяти унций или по три четверти фунта, топленых мозгов из костей или медвежьего жира четыре фунта, истолки помянутые почки и, распустив на легком огне в жару, смешай с оным и поставь на холод, а как травы поспеют, то возьми листьев салата, травы фиалок, очитку большого, молодила меньшего, по четверти фунта, истолки как можно лучше, смешай с прежним жиром и почками и вари на легком огне, пока вся влажность из трав не выкипит, процеди и поставь в холод. Дабы волосы вырастить на лысине, должно прежде вымыть голову взваром под № 365, а когда голова высохнет, то намазать оную сею мазью и мыть по вечерам.

368. Лысины ежедневно мойте 3 раза в день следующей жидкостью: взять 2 кепты сбитого синего купоросу, смешать это с 6 лотами французской водки, поставить смесь на несколько дней

на солнце или близ горячей печи и держать в закупоренной бутылке.

Рощение и укрепление волос

369. Медвежье сало, смешанное с макассарским маслом, укрепляет падающие волосы, способствует к произращению и густоте волос, и считается лучшим из всех, доныне изобретенных, средств для волос.

Глава XIII. Мозоли

370. Мозоли весьма препятствуют ходьбе, и часто производят боль и жжение. Дабы скорее освободиться от оных, должно мочить часто ноги в холодноватой воде по нескольку минут, после вынуть и, отерши, сжевать русских бобов или обыкновенного гороху, сколько надобно, и приложить на мозоли потолще, переменяя всякие сутки; или

371. Обернуть в мокрые ветошки головку чесноку, испечь ее в горячей золе, и, отняв нижнюю часть головки, приложить на мозоль, привязать и не отнимать прежде суток, а все то время сидеть или лежать. Ежели от одного раза мозоли не отделятся, то повторить; или

372. Прикладывать на мозоли всякий день к вечеру следующий пластырь: взять сурику два золотника, яри медянки золотник, всего в порошке, сала, какого ни есть, сколько надобно, чтобы была густоватая мазь, положить

в муравленный горшочек, прибавить вчетверо более против этого воску в кусочках, растопить на легком огне, смешать, мешая, как простынет, лопаткою и спрятать для употребления.

373. Простые люди накапывают свечного сала на ночь на несколько пятаков и оставляют так на день или на два, от чего и сделается зеленая мазь, которую прикладывают на мозоли, и исцеляются.

374. Пузырчатые мозоли, случающиеся от путешествия. Взять горшок, проникнутый жиром, поставить оный одним боком к жару и коль скоро разгорячится одна сторона горшка, то дотрагиваться им до самых пузырей, несколько их придавливая; таким образом, вся окружность мозоли от этого нажигания онемеет, и распространение пузыря ограничивается так скоро, что путешествующий через сутки может продолжать путь уже без труда.

375. Намазать свечным салом довольно густо ветошку, сверх сала посыпать золы из трубки табаку, также густо, и приложить на мозоль, отчего мозоль и с корнем пропадает.

Ноготь

376. Врастание в тело ногтей на большом пальце у ног. Д-р Лефштамм пишет следующее: «Я часто имел случай наблюдать и лечить врастание ногтей на пальцах ног и даже сам страдал от этой чрезмерно тягостной и мучительной болезни, от которой и вылечился, и с тех пор в ле-

чении от нее других весьма счастлив, если только в точности выполняют мое предписание. Предписываю же я, кроме средств ниже сего приведенных, главное — иметь особого рода чулки. Я лечился целый год много различным образом, без малейшего облегчения, как однажды некто не из числа врачей дал заметить, что для пользования нужно не одно то, чтобы сапоги были широкие, но также чтоб и чулки соответствовали цели. Он советовал мне вырезать в чулке для большого пальца дыру таким образом, чтобы палец этот мог пройти через отверстие и, отдельно от других пальцев, лежал в сапоге не покрытый. В первую минуту совет этот показался мне не имеющим никакого основания, но вскоре я удостоверился, при некотором размышлении, что это заслуживало некоторого внимания. И вот почему: чулок, как тело упругое, совершенно обнимает ногу и прижимает большой палец к сидящему возле него второму пальцу, тем самым не только умножает боль, но и постоянно поддерживает причину врастания ногтя. При надевании сапога или башмака, чулок еще больше натягивается на всю ногу, потому что чулок тянется к заду, а нога понуждается вперед, и так как чулок, на глухом своем конце не может столько же раздаться, то от этого самого ноготь больного пальца еще больше врезается в тело, что также весьма увеличивает боль и служит второю причиною врастания ногтя. То и другое устраняется, ежели больной палец лежит в сапоге свободно. Для этого велел я для себя сделать несколько чулок помянутым способом и, проносив их пять-шесть месяцев, совершенно освободился от своей болезни. С того времени советовал я многим пациентам это чрезвычайно простое средство, и все, следуя только еще некоторым предписаниям, выздоровели. Не говорю, чтобы все свое лечение ограничивал я одним этим средством, но я почитаю его вспомогательным средством лечения, для которого нужно еще следующее: больную ногу должно мыть чаще в теплой воде, около 2 или 3 раз в неделю; ноготь страждущего пальца обрезывать перочинным ножиком (а не ножницами) таким образом, чтобы передний край оного был вогнут, следовательно совершенно наоборот, нежели как обыкновенно обстригают ногти на пальцах. При этом совсем не обрезывать самых наружных краев именно в том месте, где врос ноготь. Вместе с тем, должно ноготь на верхней его поверхности, именно в средине, тонко скоблить сзади кпереди ножичком, на пространстве около 1–2 линий. Посредством этих двух способов ноготь на переднем своем крае растет более к середине, а на верхней своей поверхности, делаясь в одном месте тонким как бы раздавливается, и тем самым, сам собою, мало-помалу на краю выступает из вросшего места, так что не нужно ни вырезания, ни вырывания вросшего края. Между тем, я должен заметить, что я еще прежде, нежели начать носить вырезанный чулок, давно уже употреблял этот способ, но прежде не чувствовал от него никакой пользы, пока чулок не перестал препятствовать лечению. В продолжение того времени, как вросший край ногтя возвышается, приказываю я, для уменьшения боли, класть какое-нибудь жирное вещество между ногтем и кожею, к чему особенно хорошо свечное сало. Для этого взять концом щипцов несколько сала, и, придвинув свечку весьма близко к ногтю, растопить сало и накапывать его в больное место. Таким образом, растопленное сало попадает между ногтем и кожею и, застыв, остается там, что весьма уменьшает раздражение и боль. Это должно повторять каждый день по крайней мере раз».

377. Простое средство против врастания ногтей. Приподнимая постепенно кончиком перочинного ножа угол ногтя, где он углубляется в мясо, подкладывать под него понемногу хлопчатой бумаги. Когда ноготь достаточно поднимется вверх посредством подложенной под него хлопчатой бумаги, то довольно обвязать палец. Дикое мясо само собой оседает, изъязвление проходит, и боль исчезает удивительно скоро.

Ногтоеда

378. В ногтоеде, происшедшей от внутренней причины, погружение больной руки или ноги в теплую воду мгновенно унимает боль и содействует скорейшему ее разрешению или нагноению. Ногтоеда после ушиба, оторвания, заусеницы или других наружных причин, тотчас опущенная в теплую воду, скоро проходит. Чем долее в воде держать, тем лучше, даже и тогда, когда воспаление уже спало. Вынув

больную часть, обтереть и покрыть ее восковою мазью (спуск) или другим чем, чтобы не застудить. Как только явится желтое пятнышко, выказывающее нагноение, то выпустить осторожно материю, чтобы скорее прекратить растяжение и опухоль.

379. Одна духовная особа имеет секретное средство для укрощения невыносимых болей ногтоеды, в действенное и которого удостоверился придворный аптекарь и профессор в Авиннахе Ландерер, как он о том пишет. Одна женщина, которая после 5 мучительных ночей, вследствие ногтоеды, не находя ни от какого средства ни малейшего облегчения, получила от помянутой духовной особы луковицу одного растения, которую она, слегка поджарив, положила на болящее место. Не прошло и часа, как вся боль миновалась. Это растение есть Narcissus poelicus.

380. Больной палец обвернуть полотном, держать его над порожним сосудом и, посредством небольшой грецкой губки, обмакиваемой в холодную воду, находящуюся в другом сосуде, беспрерывно смачивать палец, а равно и все болящие части руки. Это продолжать целый час. Больной все это время чувствует, как уменьшается боль и жар. Эта метода лучше погружения пальца в холодную воду.

381. Взять по равной части дрожжей и глины, смешать хорошенько и прикладывать к ногтоеде, а когда глина начнет сохнуть, переменять.

Глава XIV. Нарывы и вереда

382. Где бы ни появились большие нарывы и вереда с затверделостью, краснотою, большим жжением в оном месте и биением пульса, то тотчас употребить одно из упомянутых средств под № 329, продолжать до излечения и принимать лекарства под № 12 или № 13.

383. Очень хорошо также прикладывать на вереда кашицу, сваренную из травы кервеля, и пить сок оной пополам с сывороткой; или

384. Прикладывать листья лебеды, испеченные в золе, обернув их прежде в мокрые ветошки; или

385. Прикладывать таким же образом испеченные листья травы руты пополам с листьями щавеля, а где нет руты, то из одного щавеля.

Глава XV. Недостаток молока

386. Лучшее лекарство, дабы было больше молока, есть принимать следующий порошок: взять аниса, а где можно достать, римского укропа три золотника, семян салата кервелю и мела по два золотника, истолочь в порошок, смешать вместе, разделить на десять частей, принимать по одной три раза всякий день и запивать взваром, сделанным из ржи.

387. Или принимать по чайной ложечке чистого мела четыре раза всякий день и запивать чаем из травы кервеля с частью чабера.

Глава XVI. Ожог или обварение кипятком

388. Как только кто обожжется или обварится кипятком, то тотчас как можно чаще прикладывать ветошку, обмоченную в настойке № 351, размешанной с четырьмя частями теплой воды и одною частью хлебного вина, и сие продолжать; или

389. Прикладывать размазню теплую, приготовленную из равных частей глины, муки и семени льняного с квасом или сывороткою, четыре раза в день; или

390. Прикладывать на ветошках два раза в день следующую мазь: взять чистого воска четверть фунта, сала несоленого, топленого, какое есть, двенадцать золотников, растопить на вольном огне и, примешав четыре золотника белил или сурика в порошке, поварить, мешая деревянною лопаткой, отняв от огня, простынет, спрятать для употребления.

391. Простолюдины прикладывают творог теплый, смешанный пополам с гущей, три раза всякий день и так излечиваются; или

392. Где есть пивные дрожжи, то разогреть их, на ветошках прикладывать четыре раза в день.

393. Ежели же ожога велика или много обварено, и от того воспоследовал большой жар, то сверх сего должно наблюдать вышеозначенные предписания.

394. Полезное действие ваты при ожогах знают все, однако же первое прикосновение ее к обож-

женной поверхности причиняет чрезвычайно чувствительную боль. Для избежания этой боли следует смазывать обожженную поверхность посредством бородки пера жидкою мазью, приготовленною из одной части постного масла и восьми частей известковой воды, после чего прикладывать толстый слой ваты, которую укрепить несколькими ходами бинта.

395. Д-р Крамер пишет, что неоднократно с успехом употреблял он примочки из теплой воды, беспрерывно прикладываемые к обожженной части. Если можно, то часть такая погружается в сосуд, наполненный теплою водою, и беспрерывно удерживается в сосуде, а к простывающей воде тотчас приливается теплая. Вода теплая весьма благотворно действует на обожженные части тела; она ослабляет воспаление, уменьшает боль, способствует отделению омертвелых частей, благоприятствует надлежащему образованию рубца и вообще излечению, так что почти глазами можно проследить быстрый ход к исцелению. На ночь к обожженным местам прикладывается на холстинке мазь, составленная из льняного масла и известковой воды. Впрочем само собой разумеется, что при этом не должно пренебрегать и внутренними лекарствами, коль скоро они бывают нужны. В подтверждение вышесказанного, приводится следующий случай: один рекрут обварил себе кипятком обе руки (сверху и снизу) и половину переднего плеча, так что кожа отчасти сошла, вообще же была вовсе обнажена и по причине чрезмерной раздражительности своей возбуждала нестерпимые боли при влиянии холода и воздуха. Как

скоро обе руки до верхнего плеча погружены были в теплую воду, то боль вдруг утихла, больной почувствовал величайшее облегчение, и при беспрерывном употреблении этого средства через 17-ть дней совершенно излечился.

396. Шестилетний мальчик, играя, попал распростертыми руками в топившийся в то время и раскаленный камин. Бабушка этого ребенка схватила и понесла его в кухню с намерением, чтобы опустить обожженные руки в холодную воду. В прихожей попался ей на глаза сосуд со свежевытопленным медом. Желая скорее подать пособие страждущему дитяти, она опустила руки в мед, после чего боли тотчас утихли. Остальную часть дня, в который случилось это несчастье, и следующую за ним ночь, руки дитяти были погружены в меду; на другой день обжога совершенно излечилась, кожа на руках осталась невредимою, и боли в них ребенок никакой не чувствовал. Пузыри, столь обыкновенные при ожогах, в этом случае не успели образоваться.

397. Д-р Шклярский, между прочим, пишет, что из опытов дознано, что мыло в жестоких обжогах должно предпочесть всем прочим средствам: на обожженные места класть чистые тонкие холстинки, намазанные простым мылом, как обыкновенно намазывают пластырь, и держать сии холстинки в продолжение 1—2 и 3 дней, именно до тех пор, пока образовавшаяся материя не пробьется сквозь холстинку. Мыло действует видимо благотворным образом, и раны сперва покрываются доброкачественным гноем, а потом заживают.

398. Д-р Зейдель предлагает против ожога тонкий порошок древесного угля, очищенного от золы. Выпустив посредством тонких проколов водяную жидкость из пузырей, но не снимая кожицы, посыпать на нее слой угольного порошка толщиной около четверти дюйма, а сверху накладывать легкую перевязку. Когда порошок сделается влажным, снять его и заменить новым. Средство сие, по его уверению, излечивает ожоги в самое короткое время.

399. Растереть или растолочь сырой картофель так, чтобы из него можно было приготовить тесто, намазать на ветошку не слишком тонко, не толсто, и обвязать обожженные места. Переменять картофель, как только перестанет производить холод, это средство весьма действенно в ожоге.

400. Если ожога произошла от сургуча, смолы, воска и т. п., никогда не надобно торопиться снять горячую каплю или простужать ее, но дать остынуть свободно, и, чем медленнее будет остывать, тем менее боль будет впоследствии. Во всяком случае, вредно обожженную часть тела опускать в холодную воду или скоро простудить ее; боль облегчается на несколько секунд, но увеличивается впоследствии, и рана долго не заживает. Итак самое лучшее правило есть пословица: чем ушибся, тем лечись.

Опаление порохом

401. Лучшее средство к излечению опаленных мест порохом есть гороховая мука, которою посы-

пать места опаленные, от чего в короткое время последует исцеление, так что никаких и признаков не останется.

Глава XVII. Опухоли и отеки

402. Очень полезно в тех местах, где появляются опухоли или отеки после лихорадок, горячек или от иных каких причин, тереть всякий день поутру и на ночь суконкою и носить шерстяные чулки.

403. Полезно также натирать отеки и опухоли хлебным вином пополам с муравьиною кислотою; или

404. Примачивать хлебным вином, настоенным пряными травами, означенными под № 131, и при сем, ежели сие сопряжено со слабостию, употреблять сию же настойку по рюмке два раза всякий день и делать движение часто на свежем воздухе.

405. В недавнем отвердении женских грудей, по опытам д-ра Крамера, превосходно действует частое (через 5–6 дней) от 5 до 6 пиявок вокруг груди и почти беспрерывное прикладывание теплых припарок из овсяной крупы.

406. Чернь берет смолистую канатную паклю, которой, расчесавши в правильные волокна, обвертывает опухшие ноги до колен и оставляет эту обвертку до расслабления ее, после чего переменяет, и до того времени пользуется этим средством, когда отек пройдет.

407. В случае простуды ног, набрать банку мухоморов, налить ее водой и поставить на 9 дней. В настойке образуется масло, которое слить и тереть им больные ноги.

Глава XVIII. Отмороженные места и Антонов огонь

408. Как скоро кто попадет в несчастье, что отморозит руки, ноги или какой-нибудь другой член, то не должно ему входить в теплую комнату, но тотчас вшедши в холодную, положить руки и ноги в холодную воду и держать, пока не отойдут; а иные части, которых нельзя положить в воду, тереть снегом до того времени, пока не отойдут, и больше ничего не надобно, кроме того, что после сего натирать легонько бывшие отмороженные части, выпить большую рюмку хлебного вина и не входить в горницу скоро, а после примачивать несколько раз оные части вином с уксусом.

409. Ежели же после на отмороженных частях или от невеликого заморожения по наружности покраснеет, вспухнет, зудит и мокнет, то прикладывать ветошки, намазанные гусиным салом, два раза в день; или

410. Размазню из печеной репы с льняным маслом.

411. Или спуск из винных ягод, изрезанных мелко и упаренных в молоке.

412. Когда же не наблюдено предписание под № 408, а еще делано может быть противное, или пре-

небрежено отморожение и уже последовал Антонов огонь, то во всяком случае должно лечить следующим образом: взять порошка внутренней дубовой или дикокаштановой корки пять золотников с половиною, корня гравилата полтора золотника, поваренной соли золотник, а лучше нашатырю, ежели есть, смешать и разделить на 16 частей и давать по порошку восемь раз в день, то есть через два часа и запивать по стаканчику следующего взвара с прибавкою уксуса, а в недостатке кислого сока — красносмородинного или клюковного: возьми внутренней калиновой дикокаштановой, вязовой и ясеневой коры, корня гравилата, болдырьяна, по четыре золотника, а ежели всех нет, то тех столько же, какие есть, искрошить все это, смешать, варить в полуторе штофах воды, пока не укипит полштофа, и процедить для употребления.

413. Снаружи же прикладывать на отмороженные части почаще листы жгучей крапивы; или

414. Свежую растертую репу, переменяя через четыре часа; или

415. Размазню из свежих толченых листьев конского чеснока, полынных, руты, шалфею с прибавкою пивных дрожжей, когда есть, а ежели зимою то, намочив те же травы, делать из них размазню, а в недостатке дрожжей прибавить в сию размазню хлебного вина пополам с уксусом и стараться прикладывать всегда теплое.

416. Или присыпать на мертвечину следующим порошком три раза всякий день: взять дубовой или дикокаштановой корки девять золотни-

ков, или ивовой, корня гравилата, топленой древесной серы по три золотника, поваренной соли, а где есть, лучше нашатырю два золотника, истолочь, смешать вместе для посыпки и продолжать сие.

417. Когда же отделится, что помертвело на замороженных частях, и обнаружатся красные раны, покрытые густым гноем, и дух мертвечинный исчезнет, то взять порошка топленой еловой или сосновой серы, чистого дегтю, воску, льняного масла, несоленого бараньего топленого сала, всего по равной доле, варить все это на легком огне, чтоб хорошо смешалось и, отняв от огня, как простынет, беречь для употребления.

418. Свежие раки, истолченные в ступе и прикладываемые к местам, пораженным Антоновым огнем, прохлаждающим своим свойством быстро уничтожают оный; припарку переменить тотчас, как она высохнет.

419. Прикладывать к ране свежие листья простой сирени, как можно больше, и применять один раз в день; когда сделается легче, тогда присыпать больное место хиной.

420. Корки огурцов-семенников, то есть такие, которые оставляют на грядках до совершенного их созревания для выбирания из них семян, суть отличное испытанное средство против озноблления каких-либо частей тела. Ознобленные места обложить корками, мякотью к телу, размочив их предварительно в теплой воде; переменять корки, коль скоро они высохнут. Вначале они высыхают очень скоро; для предосторожности обмыть ознобленные места

теплою водою. Заготовлять корки так: когда из совершенно созрелых огурцов выберутся семена для будущего посева, корки с остающейся мякотью подсушить на солнце, хранить.

421. Мыть отмороженные места простым вином. Натирать гусиным салом. Прикладывать к отмороженным местам тертую морковь, красную капусту, смешанную с уксусом и снегом. Все вышеописанные средства весьма полезны.

422. Всякий день мыть отмороженное место по нескольку раз самою холодною водою.

423. Из винных ягод делается превосходная мазь от ознобления. Ягоды следует высушить и привесть в порошок, смешать с медом и прикладывать к больным местам.

424. Простейшее средство против ознобления рук или ног состоит в том, что, в случае ознобления, погрузить их в самый густой раствор соли в воде и продержать в оном несколько времени, дать обсохнуть самим, не отирая ничем по вынутии.

425. Чтобы избежать действия стужи, в дороге никогда не пить вина и водки, а лучше всего два-три глотка холодной воды.

426. Ежели кому в жестокие морозы нужно будет ехать верхом, то надобно, прежде надевания нитяных чулок, обернуть ноги до самой икры простою писчею бумагой, а потом уже надевать чулки и сверх их сапоги. Если ноги будут обернуты вдвое бумагою, то действие будет еще лучше. Ногам надобно быть сухим, когда обертывать их, или обтертым спиртом.

Простуда ног

427. Набрать банку мухоморов, налить ее водой и поставить на 9 дней. В настойке образуется масло, которое слить и тереть им больные ноги.

428. У больных, страдающих ревматизмом и ломотою, которые вообще не могут переносить никаких ванн ног, если нужно произвести скоро пот в ногах, то лучше всего вечером, перед тем, как идти спать, взять чайную ложечку измельченной нашатырной соли и столько же негашеной извести, всыпать их в чулки и надеть их на ночь. В случаях неважных довольно повторять это несколько вечеров сряду, а в упорных — носить такие чулки днем. В этом случае соляная кислота нашатыря соединяется с известью, и освобожденный аммиак, который действует на ноги: от этого они получают приятную теплоту, легкий жар и свербеж, после чего выступает обильный пот.

Глава XIX. Переломление костей

429. Ежели кто переломит кость, то, нимало не медля, поставить ее на место, натирая осторожно несколько раз мыльным бальзамом, то есть вином, настоянным мылом с пряными травами; после чего намочить бинт или тряпицу в хлебном вине, пополам с уксусом смешанном, и обернуть натуго оное место, где кость переломлена, а сверх того обложить хорошенько лубками, обвязать оные крепко вокруг и первой перевязки не трогать двое суток; в это же время лежать и

не двигать тою частью, где кость переломлена. После же двух дней перевязывать до излечения также через два дня, примачивая бинт по вышесказанному, внутрь употреблять взвар по стакану пять раз в день с соком калины или ежевики, который так приготовляется: взять внутренней калиновой корки восемь золотников, корня подмаренника и сального по два золотника, порезать все мелко, смешать и варить в полутора штофах воды, пока третья часть не выкипит; процедя, как простынет, держать в холоде для употребления.

430. Корень живокоста превосходнейшее лекарство для сращения переломленной кости, ежели взять, сколько надобно, и изрезать, варить, чтобы сделалась густая размазня, которую холодную прикладывать каждые сутки и сверх оной кругом лубками обкладывать и обвязывать туго каждый день до излечения. Или взять ладана, а в недостатке топленой древесной серы, муки ржаной, корня живокосту, всего в порошке по равной части, сделать размазню с довольным количеством белков яичных и прикладывать на кость сломленную через сутки.

Глава XX. Подагра и ломота в большом пальце у ноги

431. Сия болезнь приключается в конце осени и продолжается по январь месяц. Во время ее пароксизма не надобно лечить оной, но только пособлять, дабы припадок вскоре прошел и на своем

месте окончился. Для сего довольно пить по две ложки льняного масла или макового три раза всякий день, а между тем пить теплый взвар из земляники и запивать им же после масла; а дабы желудок от масла не ослабел, то употреблять по стакану до обеда и до ужина лекарства под № 142 или по порошку до обеда и до ужина лекарства под № 143. И при сем употреблять легкую пищу и вести жизнь воздержанную.

432. По прошествии же подагрического припадка полезно лечить оную взваром из спелой земляники или толченых вишен, употребляя по стакану всякие два часа, или как предписано под № 141, № 142, № 143, № 144 и проч.

433. Один больной, 74-х лет, страдал подагрою 14-ть лет, по совету своего знакомого стал употреблять по утрам спаржу, сперва дикую, а потом садовую, сварив ее в воде, без всякой приправы, и продолжал это лечение 27 дней сряду. Следствия были весьма удовлетворительны: в продолжение всего года болезнь возобновлялась реже и гораздо слабее прежнего. С наступлением следующей весны больной начал пить по утрам навар от одного фунта сваренной спаржи и до обеда никакой пищи не употреблял, а за обедом соблюдал строгую диету; в целый год только два раза проявлялись признаки болезни, а через год еще спустя при таком же своевременном употреблении спаржи и ее навара больной уже не чувствовал никакой боли, и все симптомы подагры и хирагры исчезли, и геморроидальный кашель, от которого страдал 35 лет, кончился. Спаржу можно заготовлять в апреле месяце, когда ее бывает большое количество,

сушить и сберегать для прочего времени года, употребляя один отвар.

434. Взять немного пшена, перемолоть его в муку, положить в оную умеренное количество пивных дрожжей и, в половину против оных, соли; сделать из всего этого тесто, и, намазав оным тряпицы, прикладывать к подошвам, обертывая ноги фланелью, и тесто через каждые два часа менять. Тесто это привлекает мокроты из всех частей тела, а потому мокроты выходят в сие время испариною, то страждущего подагрою надобно держать в большом тепле, наконец, должно ноги больного обмывать слегка теплою водою, положа в оную отрубей и чухонского масла. Что же касается до действия сего теста, то испытано, что оное, когда прикладено будет к подошвам раз до четырех сряду, болезнь унимается.

435. Масло коровье растопить в чем-нибудь, на горячей золе, снимать с него рачительно пену, когда оно закипит, влить в него равную с ним долю очищенного винного спирта или самой лучшей и крепчайшей водки. Зажечь оную и дать всей водке выгореть, а оставшаяся жидкость будет одно масло, которое составляет превосходное лекарство от подагры, ежели оным против топившейся печи мазать больные места.

Глава XXI. Пот изнуряющий

436. Очень хорошие лекарства для прекращения оного означены под № 4, № 52, № 56, № 70.

437. Простые люди принимают внутрь по полуложке густых пивных дрожжей пять раз в день, а в недостатке оных, по стольку же раствора из квашни и тем же вымазать изнутри рубашку, надевают на ночь и продолжают сие долгое время.

438. Славный Цельс советует для унятия пота, растолокши довольное количество слюды, сделать раствор так густой, как сливки, и мазать им на ночь всего больного.

439. Он же советует, сделав такой раствор из мела, мазать по вечерам, продолжая долгое время.

440. Простолюдины, подобно сему, растворив глину с квасом, таким же почти образом намазывают все тело на ночь всякий день и от того получают пользу.

441. Все, которые подвержены поту, должны избегать спиртовых напитков, горячих покоев и бань, а употреблять вещи питательные, прохлаждающие и крепительные.

Пот сильный

442. Против чрезмерного пота Баумгертнер советует, следуя Персивалю, носить рубахи, смоченные в хинном отваре, или мыть тело камфорным мылом.

443. Сильный пот, бывающий на ногах, руках, в подмышках и проч., уничтожается обмыванием отваром из ромашки или шалфея, а для уничтожения дурного запаха холодною водой.

453. Превосходное еще есть лекарство следующие порошки, ежели оные принимать четыре раза всякий день: взять мелких железных опилок четыре золотника, корня чистика три золотника, корки вязовой осьмнадцать золотников, тмина полевого два золотника; истолочь в порошок, смешать вместе, разделить на 56 частей и держать для употребления.

454. Английский врач W. сообщает свои наблюдения о пользе черносмолы (вару) противу геморройных страданий. Поводом к тому был следующий случай: молодая женщина через 6 недель после родов начала страдать сильными геморроидальными припадками; обыкновенное лечение вовсе не принесло ей никакого облегчения; утомленная многими попытками, она решилась последовать совету своей соседки, начала принимать по несколько пилюль из смолы и получила облегчение, уже по принятии двух первых пилюль прекратились жиленья и колючие боли в желудке. Спустя некоторое время доктор встретил эту женщину и, найдя ее в гораздо лучшем против прежнего состоянии, узнал от нее вышеизложенное лечение. Он утверждает, что мог бы исчислить многие случаи, где средство это удавалось против геморроидальных страданий, как внутренних, так и наружных, с истечением крови и без него. Для делания пилюль он берет черной смолы по 3 грана на три пилюли и велит больному брать по две пилюли каждый вечер; при употреблении сих пилюль необходимо, чтобы испражнения низом были свободны и каждодневно.

455. Чтобы геморроидальные шишки не образовались часто и в нарочитой величине, потребно: 1) чтобы испражнения низом были правильны; 2) не раздражать брюшных внутренностей возбудительными яствами и напитками; 3) более ходить, нежели ездить, особенно в тряских экипажах; 4) делать подмывание умеренно холодною водой не только нижних частей, но и крестца; 5) производить подмывание поутру после испражнения и, по крайней мере, через час после сна. Польза от подмывания заключается не в количестве употребляемой для сего воды, но в том, чтобы вода холодом своим произвела быстрое впечатление и благотворное сотрясение в подмываемых частях, потому-то накапливание и струей спускание холодной воды иногда гораздо полезнее, чем обмывание. Для обмывания наилучше употреблять большую мягкую грецкую губку, которую, обмочив в холодной воде, прикладывать к болезненным частям. Боль и жжение иногда утоляются слюною, льняным маслом, свежим коровьим маслом, сливками, жирными мазями, прикладыванием мякиша из дыни, тыквы, печеных яблок, тертой моркови, свеклы и т. п. Все сии вещества имеют мало преимуществ пред холодною водою.

456. Сок спелых рябиновых ягод во многих местах России составляет народное лекарство; от кисло-горького вкуса прохлаждает и слабит. Поэтому полезно употреблять означенный сок для страждущих геморроем, имеющих желчное расположение, вообще для людей, склонных к запорам на низ. Три рюмки сока с прибавлением мелкого сахару, которые должно

запить стаканом холодной воды, более принесут пользы, нежели все слабительные пилюли и порошки, нимало между тем не ослабляя действием своим кишечного канала. Многократно замечено, что от употребления сока рябиновых ягод открывается закрытый геморрой с величайшим облегчением для больных. Для тех, кто не может пить сока, можно употреблять рябиновую воду или, взяв горсть рябиновых ягод, обварить их кипятком в чайнике, дать несколько времени постоять и употреблять для той же цели чашки по две на ночь. Рябинное желе, сваренное с сахаром или с хорошим медом, можно прибавлять в питье вместо другого варенья. Это не только геморроидальным, но и одержимым горячкою служит прохладительным и приятным питьем.

457. Взять Александрийского листа, мочить его в чистом винном спирте сутки, потом высушить листья в самой умеренной теплоте, прибавить к ним бузинных цветов $2^1/_2$ унца, семян укропных, анисовых, каждого по унцу, кремортартару 6-ть драхм; смешать все и употреблять как чай. Этот сбор весьма славится от геморроя.

Глава XXIII. Рак

458. Рак есть шишка, непроизводящая долгое время никакой боли, не имеющая от кожи никакой разницы и в цвете, впоследствии же причиняющая жестокую боль со стрельбою и неутомимый зуд, после же превращающаяся

в грибастый, губковатый нарыв с синими краями и жидкою вонючею матерею сопряженный. Он приключается по большей части под глазами, на носу, губах, грудях и проч. Дабы избавиться от него без операции, вернейшее средство есть сок морковный или из травы тысячелистника, или будры, или из всех вместе смешанных, какие есть по равной части, принимать по столовой ложке пять раз в день и запивать молоком, и на рак прикладывать размазню из травы болиголова пополам с тертою морковью три раза каждый день, пока рак еще не открыт, ежели же он уже вскрылся, то прикладывать на корпии помянутый сок по крайней мере раз пять в сутки и более. А в осторожность должно сказать, что сока болиголовной травы внутрь более не дается, как по полстоловой ложке с молоком, ибо трава сия ядовита.

459. Очень хорошо также прикладывать размазню из свежей травы молодила с четвертою долею шиповых цветов и несколько меда переваренного, приготовленную три раза всякий день и употреблять внутрь морковный сок.

460. Самое вернейшее средство от рака есть следующее: взять четыре грана, то есть, сколько весят четыре ячменных зерна, белого мышьяка в порошке, сахару четыре золотника, положить в штоф и налить перегнанной воды два фунта и давать по столовой ложке поутру и ввечеру и запивать по стакану молока. Снаружи же прикладывать на шишку ветошку, вчетверо сложенную, и обмакнутую в сей воде, два или три раза в день, а сверху покрыть несколькими листьями подорожника, дабы не скоро

высыхало. А ежели рак уже открыт, то мочить корпию в сей воде и вкладывать в рану; можно для мочения корпии для рака мешать сию воду пополам с одним из вышеупомянутых травным соком.

461. Очень хорошо присыпать рак раза два или три всякий день следующим порошком: взять белого мышьяку шесть гранов в порошке, чистого мела полфунта в порошке, листьев травы болиголова четверть фунта в порошке же; смешать все вместе, как можно лучше, и держать для употребления на всякий раз для присыпки по два золотника. Желательно однако же, чтобы или господа, или приказчики, или духовные приготовляли сие лекарство и давали от себя простолюдинам, ибо оно ядовито.

462. Простолюдины, несмотря ни на какие запрещения, в случае открытого рака, кладут желтого мышьяку два или три кусочка величиною с зернышко чечевицы, покрывают нитками бели и, обвязав, оставляют на сутки; после чего рак отделяется, и они тогда обмакивают корпию в сок травы будры, прикладывают оную раз пять всякий день и продолжают до излечения, а иногда, через несколько дней опять прикладывают зернышка по два желтого мышьяка, а после опять лечат соком по-прежнему.

463. Иные же наливают несколько раз всякий день густых подливных дрожжей с примесью сахара в рану рака и покрывают нитками бели, обмоченными в таких же дрожжах.

464. Еще простолюдины берут медянки и синего купороса по полузолотнику, сухой травы мо-

лодила и цвета шипового по пяти золотников; истерши все это в порошок и смешав, присыпают понемногу раз или два всякий день и тем излечиваются.

465. Еще они присыпают Веницейскими белилами, дабы облегчить страдания больного и остановить на время болезнь.

466. Из свежей моркови приготовляется превосходное лекарство от рака следующим образом: взять свежую морковь, натереть ее на терке и рукою выжать из нее сок. Потом разогреть сию морковь на тарелке, положить ее как густой пластырь или припарку на рану и хорошенько наполнить ею все ямки и полости, так чтобы везде к мясу непосредственно она прикасалась. Потом покрыть оное сухою и несколько нагретою салфеткою. Сию припарку или пластырь каждые 12 часов переменять должно. Когда старая припарка снимется долой, вымыть и очистить рану кисточкою из корпии, в теплый увар травы омега обмоченного. Средство сие в немного дней укрощает и прогоняет зловоние, с которым болезнь сия соединена бывает, гноение уменьшается, и рана вместо едкой материи дает хороший гной. Следственно, состояние больного делается сносное. Когда бы средство сие и никакого действия не произвело, то и сего уже много, что при продолжительном его употреблении твердые и мозолистые края раны становятся мягки, опухоль уменьшается и мало-помалу совсем пропадет; нарастает здоровое мясо, рана заволакивается, и, одним словом, излечивается. При употреблении сей припарки надлежит прини-

мать лекарства, приличные некоторым припадкам, как то: лихорадке, поносу, течению слюны и неумеренному поту, которые при таких ранах часто оказываются. Должно при том наблюдать надлежащую диету и весьма хорошо, если бы больные больше ели морковь, варенную в молоке.

467. Один исцелил личный рак, прикладывая к нему жеваный шалфей.

468. (Из письма стат. советника Добронравова). К сему письму было приложено следующее описание, составленное канцеляристом Бароновским: «По выезде моем из г. Тифлиса, — пишет г. Бароновский, — захватил меня сильный мороз в марте месяце, и в то время почувствовал я боль носа и лица, потом через несколько дней показался снаружи носа прыщик величиною с оспину, который я от нетерпения ножиком перочинным обрезал. На этом месте сделалась маленькая рана с опухолью, и изнутри носа текла кровь с материею. Постепенно день ото дня увеличивалась рана, и боль с краснотою и опухолью в продолжение шести месяцев распространилась под глазом; боль же была нестерпима, так что будто стрелою переходила в голову уже и на все лицо. Во время моего пребывания в С.-Петербурге в продолжение 4 месяцев, хотя пользовался я медицинскими средствами у врачей, однако все облегчения не чувствовалось, а гнилость и боль раны больше увеличивалась до такой степени, что весь нос и правая щека лица подвержены были гнилости. Медики же С.-Петербурга совершенно отказались меня пользовать, а в городские больницы не

приняли больничные медики, потому что эту рану признали неизлечимым раком. Видя неизбежную погибель, я решился в таком положении поехать обратно в Грузию, чем более еще в дороге себе повредил, и эта рана разболелась так, что я не имел уже надежды быть излеченным; но к великому моему счастью встретил я в горах Кавказских едущего в Грузию инспектора аптекарской части на Кавказе и в Грузии стат. советника Добронравова, который, видя меня в таком болезненном состоянии, посоветовал мне прикладывать к ране свежий творог: в первый раз, когда я приложил, чувствовал боль и нарывало, то есть щипало довольно крепко; на другой раз боли вовсе не было, материя отгнившая стала очищаться, и сама рана смягчилась. И так в продолжение двух недель (прикладыванием свежего творогу), глубокая рана очистилась, и я теперь нахожусь совершенно здоровым».

Глава XXIV. Роды тяжелые

469. Ежели родильница долго мучится и нет порядочных потуг, то не надо более мучить ее и водить по горнице силою или беспрестанно заставлять надуваться, или дуть часто в бутылку. Но как по большей части в таком случае бывают роды не натуральные и ребенок не так лежит, как должно, или таз у родильницы неправильный, то, нимало не медля, пригласить ученую или опытную бабушку, или, ежели можно, врача, дабы сделать осмотр и поворот.

Ежели же роды натуральные, дитя в хорошем положении и женщина крепка и здорова, то велеть ей поставить промывательное из трех частей толченого льняного семени и одной части ромашковых цветов, которое, процедив, влить в оное ложку льняного масла и две ложки густых сливок и поставить; а при сем мазать поясницу, живот и детородные уды несоленым коровьим маслом почаще и слегка. Ежели родильница полнокровна и молода, то, когда есть кому кровь бросить, открыть оной из руки чашки полторы или две, а в недостатке кровопускателя, приставить к руке пиявиц двенадцать, дабы крови вытянули столько, как сказано. При сем давать родильнице изредка по чашке чаю из цветов ромашки или розмарина, или чернобыльника. Иногда полезно давать рюмку хлебного вина с щепотью корицы, когда есть и, посадив ее или положив на кровать, как должно к родам, велеть ей быть бодрой и дожидаться терпеливо, а между тем продолжать с благоразумием вышепредписанное. Иногда весьма полезно посадить родильницу над паром из взвара травы чернобыльника так, чтобы пар попадал на детородные уды на короткое время, можно сие повторить и в другой раз.

470. Ежели же место после родов не выходит, то дабы освободить от него, полезно подкуривать под детородные части стружками лошадиного копыта, находящегося всегда при кузницах, или волосами, или перьями, а при сем давать чаю из цветов ромашки, розмарина и чернобыльника, приподнимать изредка родильницу и велеть ей сделать несколько шагов, дабы место свободнее к низу стремилось.

Глава XXV. Сведение руки или ноги

471. Сия болезнь приключается или от ломоты, или от судорог, или от ушиба в суставах и от других причин. Как скоро станет появляться, то, нимало не медля, прикладывать всякий день три раза размазню, которая так делается: взять свежих листьев травы просвирок, болиголова, царского скипетра, ольхового дерева, несоленого коровьего масла всего по равной части, дабы довольно было, чтобы приложить потолще три раза кругом локтя или колена; положить в муравленный горшок и закрыть, залепить оный и поставить в печь часа на два; после, вынув и размешав хорошенько, прикладывать кругом сведенного сустава и продолжать долгое время.

472. Полезно еще при сем лечении и кроме оного держать всякий день три раза сведенную часть над паром из следующих трав, которые можно иметь: степницы, душицы, материнки, львиной лапы, проскурняка, гусиной травы, бараньей, чернобыльника, полевой мяты, кервеля, ромашки, болиголова, сладко-горько, полевой горчицы, мать-и-мачехи, ломоносу, котовых мудышек, зверобоя с цветами, просвирок, шандры, донника, тысячелистника, репейника, табаку, ветренницы полевой и лесной, пьяной травы, казачьего можжевельника, чабера, молодила, богородской травы, железной травы, барвинка, золотарника, большой и малой крапивы, вербовника; взять сих трав, какие можно найти, по равной части, на-

ложить полкорчаги, долить водою и поставить, чтобы хорошо несколько раз вскипело, а между тем положить на огонь два камня или кирпича или более, чтобы раскалились; потом вынуть, положить в чашку или на железный лист, или на плиту и поливать сим взваром; а больного посадить так, чтобы сведенная часть была над оным, но так, чтобы не очень близко, чтобы негорячий пар досягал до сведенной, закрытой кругом части, а только самый теплый, и сидеть ему до тех пор, пока пар будет идти, а после, отерши влагу на держанной над паром части и легши на кровать, намазать хорошенько всю оную часть теплым лошадиным или коровьим маслом из костей, и, напоследок, приложить ветошку, смазанную тем же мозгом, и оставить до другого времени, когда сие будет повторяться, и сие продолжать месяца два и более; а ежели застарелая болезнь, то несколько месяцев и при сем стараться разгибать, расправлять и разминать на все стороны прежде и после всякого действия.

473. Весьма также полезно употреблять по сорока капель перегнанной водки из цветов бледно-голубой ветренницы, перегоняя всякий раз через новые цветы, расцветающей тотчас после снега даже и под снегом по полям и подлескам, три раза всякий день; и оною же водкой натирать кругом сведенной кости по крайней мере два раза всякий день, и сие продолжать до излечения. Сие лекарство многократно испытано.

474. Очень также полезно принимать внутрь с водою или простуженным чаем из земляники,

три раза всякий день до полуложки воды с кислоту муравьиную. Эта кислота так делается: возьми глубокую глиняную чашку, и сделай осторожно в муравейной куче яму столь глубокую, чтобы верхние края чашки были равны с муравейником, потом влей в эту чашку чистой горячей воды до половины, в которую муравьи поползут и испустят из себя свою кислоту; вынь погодя муравьев и налей опять воды до двух третей оной части и опять поставь в другую кучу, как и прежде; и много муравьев туда наползет, то опять вынь и налей еще воды и поставь в третью кучу; после опять выкинь муравьев, процеди и храни в холодном месте для употребления, ежели хочешь, чтобы кислота была крепче, то должно производить это до пяти раз лекарства, и тою же кислотою столько же раз примачивать сведенные части.

475. А ежели выше или ниже сведенных частей замечается уже худение или сухота, то при помянутых лекарствах употреблять средство под № 72, № 74 и № 56.

ПРИЛОЖЕНИЯ

Приложение 1
СЛОВАРЬ НЕКОТОРЫХ ТЕРМИНОВ, УПОМИНАЮЩИХСЯ В ЛЕЧЕБНИКЕ

Английская болезнь — рахит.
Антонов огонь — гангрена.
Вереда — рана, зашиб.
Водяная болезнь — водянка.
Ворвань — вытопленный жир морских животных.
Жаба — грудная жаба.
Зашибы — гематомы, ушибы.
Золотуха — старое название детского экссудативного диатеза и наружного туберкулеза.
Известковая вода — водный раствор гашеной извести.
Корпия — нащипанные из тряпок нитки, употреблявшиеся прежде вместо ваты.
Корчь — судороги, стягивание мышц.
Кошениль — насекомое, дающее красящее ярко-красное вещество, а также само это вещество.

Кремортартар — винный камень.

Ногтоеда — панариций, гнойное воспаление пальца.

Оржат — водный отвар ячменя с сахаром.

Пахтанья — сквашенная пахта.

Поташ чистый — угле-калиевая соль K_2CO_3, получаемая при обугливании винного камня.

Родимец — родимчик.

Скипидар, масло терпентинное, терпентин — особая жидкость, получаемая из хвойных деревьев.

Сулема, HgC_{l2} — ядовитый белый порошок хлорной ртути.

Цинготная — цинга.

Шолуди — струпья, парша.

Приложение 2
СТАРЫЕ И СОВРЕМЕННЫЕ НАЗВАНИЯ ТРАВ

Багун — багула, багульник, болотная одурь, клоповник.

Бадьян — иллициум, звездчатый анис, анис сибирский.

Базилика — базилик мятолистный.

Баранья трава — арника.

Бедренец — эта трава семейства зонтичных широко растет в России, Казахстане, на Кавказе, но если вы не можете ее найти, по своим свойствам заменить ее можно лапчаткой, кровохлебкой или черноголовником.

Блекота — белена.

Богородицкая трава — тимьян обыкновенный, чабрец.

Божие дерево — полынь божье дерево, полынь метельчатая.

Божий дар — сморщенный плод, похожий на ярко зеленый апельсин. Синонимы: маклюра, китайский апельсин, лжеапельсин и адамово яблоко.

Болдырьян — валериана лекарственная, маун.

Будра — будра плющевидная, котовник.

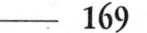

Буркун — донник лекарственный.
Гребник — собачий хвост.
Железная трава — вербена лекарственная.
Жеруха — кресс водяной.
Живорость — завязный корень.
Земляной дым — дымянка лекарственная.
Завязная трава, корень — лапчатка лесная, калган.
Заря — заря лекарственная, любисток.
Заячья капуста — очиток обыкновенный, скрипун.
Земляной дым — тоже, что чистяк, полевая рута, копорыш.
Змеевик — горец змеиный, змеиный корень.
Зобный корень — норичник шишковатый.
Золотарник — золотая розга.
Ир, ирный корень — аир болотный.
Кишнец — кориандр посевной.
Котовые мудышки — кошачья мята.
Кукушкины слезы — ятрышник пятнистый.
Копетень — копытень европейский.
Красавица — красавка.
Кувшинчики — кувшинка белая, лилия белая водяная.
Лобода — лебеда.
Лошадиное ухо — живокость.
Мариона — марена красильная.
Можжучное дерево — можжевельник, шишкоягоды можжевельника.
Мыльный корень — мыльнянка лекарственная.
Огуречник — огуречная трава.
Осот — сорная трава с цветами, похожими на желтый одуванчик.
Плакун — иван-чай.
Просвирок — мальва лесная.

Бодяга, Spongia fluviatilis L.
Бобовая мука, Farina fabarum
Бобокорень, Aristolochia fabacea, Fumarea bulbosa L.
Богородицкая трава, Thymus serpillum L.
Божие дерево, Artemisia abrotanum L.
Божий дар, Maclura.
Божия милость, Gratiola officinalis
Болиголов, Cicuta offici, Conium maculatum L.
Буддерево, см. Сладко-горько.
Будра, Hedera terrestris, Glecoma hederacea L.
Бузина, Sambucus nigra L.
Буковица лекарственная, Betónica officinális
Болдырьян, Valeriana officinalis L.
Буркун, Trifolium melilotus L., Melilotus officinalis L.
Белена, см. Блекота.
Белила, Oxidum plumbi album
Белая чемерица, Helleborus albus, Veratrum album L.
Бешеные огурцы, см. Дурман.

В

Вахта, см. Трилистник водяной Верба, Salix caprea L.
Вербовник, Salycarea lysimachia rubra, Lytrum salicaiia.
Вероника, Veronica officinalis L.
Винный камень, Tartarus depuratus Cremor Tartari, Supertartras potassae.
Вишневый клей, Gummi Cerasorurrt.
Вишневый лавр, Primus laurocerasus L.
Водка крепкая, Acidum nitricum.
Волчий перец, или **Волчьи ягоды,** Daphne Mezereum.

Приложение 4
РЕЕСТР ТРАВ И РАЗЛИЧНЫХ ЛЕКАРСТВ, УПОМЯНУТЫХ В СЕЙ КНИГЕ, С ПРИСОВОКУПЛЕНИЕМ ИХ ЛАТИНСКИХ НАИМЕНОВАНИЙ ПО АЗБУЧНОМУ ПОРЯДКУ

А
Авран дикий, Grafiola offcinalis L. Анис, Pimpinella Anisum L.

Б
Багун, Багульник, Rosmarinus sylvestris, Ledum, palustre L.
Бадьян, Anisum stellatum, Hllicium verum L.
Базилика, Basilicum, Ocimum basilicum L.
Баранья трава, Avaica montana L.
Барбарис, Berberis vulgaris L.
Барвинок, Vinca peprinea minor L.
Бархатцы, Togetes patula L.
Бедренец, Pimpinella saxifraga L.
Блекота, Hyoscyamus niger L.

Плаунное семя — ликоподий (споры плауна).
Проскурник — алтей лекарственный, поскура, просвира, проскурина.
Проскурнячный корень — корень проскурника (см. выше).
Репик — королевская трава, посконник конопляный, конская грива.
Сабур — алоэ.
Сальный корень — окопник лекарственный.
Серебренник — лапчатка гусиная.
Соколий перелет — горечавка перекрестнолистная.
Солнцева сестра — цикорий обыкновенный.
Толокнянка — медвежье ушко.
Царский скипетр — коровяк скипетровидный.

Приложение 3
СТАРЫЕ РУССКИЕ МЕРЫ

Гран
1. Мера массы (веса) в различных странах. В английской системе мер 1 гран = 64,8 мг.
2. Аптекарская мера в различных странах. В России до введения метрической системы мер 1 гран = 62,2 мг.

Золотник
Русская мера веса, употреблявшаяся до введения метрической системы мер. 1 золотник = $1/_{96}$ фунта = = 4,266 г.

Драхма
1. Мера массы (веса) в различных странах. В английской системе мер 1 драхма = 1,772 г. В других странах — около 3,2 г. В древних системах мер — от 3,2 до 6,5 г.
2. Аптекарская мера в различных странах. В Англии 1 драхма = 3,888 г. В России до введения метрической системы мер 1 драхма = 3,73 г.

Кварта
1. Мера объема жидкостей. В Англии 1 кварта = 1,136 л, в США 1 кварта = 0,946 л.

2. Мера объема сыпучих тел в США 1 кварта = = 1,01 л.
3. Прежняя русская мера жидкостей — кружка (штоф) также иногда называется квартой.

Дюйм

Мера длины в английской системе мер. 1 дюйм = = $1/_{12}$ фута = 2,54 см.

Фут

Мера длины в различных странах. Величина изменяется от 28,3 см (Нидерланды) до 32,48 см (о. Маврикия, Сейшельские острова). В английской системе мер и в России до введения метрической системы мер 1 фут = 30,48 см.

Штоф

Мера объема жидкостей, применявшаяся в России до введения метрической системы мер. 1 штоф = 1,23 л. Иногда вместо штофа употребляют название кружка.

Фунт

1. Мера массы (веса) в различных странах. Изменяется от 317,62 г (Италия) до 560,1 г (Австрия). В английской системе мер 1 фунт = = 453,592 г. В России до введения метрической системы мер 1 фунт = 409,5 г.
2. Аптекарская мера в различных странах. В английской системе мер 1 аптекарский фунт = = 373,242 г. В России до введения метрической системы мер 1 аптекарский фунт = 358,323 г.

Пинта

Мера объема жидкостей и сыпучих веществ. В английской системе мер 1 пинта = 0,56824 л. В США 1 пинта для жидкостей = 0,47317 л, для сыпучих веществ = 0,55060 л.

Унция
1. Мера массы (веса). В английской системе мер 1 унция = 16 драхмам = 28,35 г.
2. Аптекарская мера в различных странах. В английской системе мер 1 унция = 8 драхмам = 31,103 г. В России до введения метрической системы мер 1 унция = 8 драхмам = 29,800 г.

Лот
Мера массы в русской системе мер. 1 лот = 3 золотника = 12,797 г.

Доля
Русская система мер массы (веса). 1 доля = 44,435 мг.

Бутылка
Русская система мер емкости. 1 бутылка = 0,615 л. 1 вин. бутылка = 0,769 л.

Чарка
Русская система мер емкости. 1 чарка = 0,123 л.

Вывишник, см. Гравилат.
Ветреница, см. Сон-трава.
Вязь, Ulmus campestris L.

Г

Глета, Lithargyrum, Oxidum plumbi semivitreum.
Горчица, Sinapis nigra L.
Горчица полевая, Erisimum officinale L.
Гравилат, Cargophyllata, Geum Urbanum L.
Гребник, Lignum Tamarisci, Tamarix Gallica L.
Грудная трава, Scabiosa arvensis L.
Гусиная трава, см. Серебренник.

Д

Девясил, Enula helenium L.
Дикий авран, см. Божия милость.
Дикий лен, Anvirrbinum linaria, Linaria vulgaris mill L.
Дикий мак, Papaver Rhoecus, Papaver rhoeas L.
Дикодягильной корень, Angelica silvestris, Archangelica officinalis Hoffm. L.
Донник, см. Буркун.
Дожжевик, Lycoperdon Bovista.
Дубовая Омела. Viscus quercinus, Viscum album L.
Дубровка, Tecurium Chamaedrys L.
Дуб, Quercus robur L.
Дурман, Datura stramonium L.
Душица, Origanum vulgare L.
Дягильный корень, Angelica, Archangelica L.

Е

Ежевика, Ожина, Bacae Rubi nigri, Rubus fraticosus, Ru-bus caesius L.

Еловые шишки, turiones Pini abietis vel sylvestris.

Ж
Железная трава, Verbena officinalis L.
Железные опилки, Limatura martis ferri, Ferrum limatum praeparatum.
Желуди, Glandes puercinae.
Жерновки раковые, Lapides cancrorum.
Жеруха, Nasturtium aquaticum, Nasturtium fontanum L.
Живокость, см. Лошаково ухо.
Живорость, Tormentilla erec-ta L.

З
Завязной корень, Tormentilla cresta, Tormentilla erec-ta L.
Заря, Ligusticum, Levisticum officinale koch.
Заячья капуста, Sedum relephium L.
Зверобой, Hypericum perforatum L.
Земляника, Fragaria vesca L.
Земляной дым, Fumaria officinalis L.
Земляные глисты, Lumbrici Змеевик, Polygonum Bistorta L.
Зобный корень, Scrophularia nodosa L.
Золотарник, Solidago virga aurea L.

И
Ибунка, Veronica Beccabunga L.
Ива, Salix caprea, Salix alba L.
Известковая вода, Aqua calcis vivae.
Имбирь, Zinziber vulgare, Amomum Zinziber L.
Имбирь, дикий или Немецкий, Radix Ari, Aronis, Arummaculatum L.
Ир, Ирный корень, Calamus Aromaticus, Acorus cala-mus L.

Исландский мох, Lichen islandicus, Cetraria islandica Achorcius L.
Иссоп, Hyssopus officinalis L.

К

Калина, Viburnum opulus L.
Калуфер, Tanacetum Balsamita.
Канифоль, Colophonium, Terebinthina cocta.
Камфора, Camphora.
Кирказон, Aristalochia rotunda, Aristolochia clemati-tis L.
Кашкара, см. Пьяная трава.
Каштаны дикие, Aesculus Hyppocastanum L.
Квасцы, Alumen crudum.
Кервель, Chaerophyllum scandix, Cerefolium L.
Кислица, Oxalis Acettosella L.
Кишнец, Coriandrum Sativum L.
Клоповник, см. Багун.
Клюква, Accinium Oxycoccos L, Oxycoccus palustris Pers L.
Княженница, Rybus arcticus L.
Кукушкины слезы, Salaba, Orchis Morio, Orchis macu-lata L.
Конопляное семя, Semen cannabis cannsativa, Semen cannabis sativa L.
Конская грива, см. Репик.
Копетень, Asarum Europoeum L. Asarum europaeuin L.
Корица, Cinnamomum, Laurus cinnarnomum L.
Костеника, Rubus saxatilis L.
Котовы мудышки, см. Будра.
Копечная трава, Agrimonia Eupatoria L.
Крапива жгучая, Urtica urens
Крапива большая, Urtica, Lrtica dioica L.
Красавица, Atropa Belladonna L.

Кресс, Nasturtium hortense L.
Кримза, Vitriolum album.
Круглоихиновный корень, см. Карказон.
Крушинная корка, Cortex Myzerei.
Крушина, frangulus, Barnnus frangula, Phammus-Fran-gula L.
Кувшинки, Nymphaea alba L.
Кудрявый волчец, Carduus benedictus, Centaurea benedicta L.
Купорос белый, Vetriolum album Sulphas zinci.
Купорос железный или сапожный, Vitriolum Martis viride, Sulpnas ferr.
Купорос синий, Vitriolum veneris, Yeruleum, Sulfas cupri.

Л
Лавр, Laurus nobilis L.
Ладан, Thus, Olibanum.
Ласточная трава, см. Чистотел.
Латук, см. салат.
Лебеда, Atriplex hortensis L.
Липа, Tilia Europae, Tilia cordata L.
Ломонос, Flammula Jovis, Clematis erecta, Clenulis vb tabla L.
Лошаково ухо, Consolida maior, Symphytum officinale L.
Лук морской, Scilla maritima, Urginea maritima L.
Лютик, Aconitum, Napellus, Ranunculus acer L.
Лютик желтый, (снаружи только употребляется вместо шпанской мухи), Ranunculus flammula L.
Льняное семя, Semen Lini usitatissimum L.
Львиная лапа, Leontopodium, Alchemilla vulgaris L.

М
Майоран, Origanum Maiorana L.

Майоран кошачий, Marum verum L, Teacvium marum L., Papaver somniferum L.
Мак белый (семя), Semen Papaveris albi.
Марганец, Oxidum Magnesii nigrum.
Маридовая осота, см. Остро-пестро.
Мариона, Rubia Tinctorum L.
Материнка, см. Душица.
Маточная трава, Marticaria Parthenium L.
Мать-и-мачеха, Tussilago farfara L.
Маун, см. Болдырьян.
Медвежье ухо, см. Царский скипетр.
Можжевельник козачий, Juniperus sabina L.
Можжуха, можжевеловые ягоды, Baccae Juniperi communis L.
Мокрицы, Aselli Millepedis.
Молодило, Sedum minus L.
Молочай, Euphorbia esula L. и проч. виды сего рода.
Морковное семя, Semen Dauci vulgaris L.
Морошка, Rubus Chamaemorus L.
Мох, на дубах растущий, Lichen saxatilis L.
Медянка, Viride Aeris, Acetas cupri.
Мыльный корень, Saponario officinalis L.
Мышьяк, Arsenicum album.
Мышьяк желтый, Arsenicum Citrinum.
Мышьяк красный, Arsenicum Rubrum.
Мята перечная, Mentha Piperita L.
Мята полевая, Mentha vulgaris L. Mentha aquatica L.
Мята садовая, Mentna crispa L.

Н
Наперстная трава, Digitalis purpurea L.
Нашатырь, аммоний NH_4Cl.

Нашатырный спирт, водный раствор нашатыря.
Ноготки, Calendula officinalis L.

О

Огуречник, огуречная трава, Borago officinalis L.
Одуванчики, Leontodon Taraxacum L.
Ольховое дерево, Betula Alnus L.
Омела, Viscum album L.
Орлиная трава, Aquiteria vulgaris L.
Оробинец, см. Кислица.
Ослиные огурцы, Cucumis asininus L.
Осота Богородская, см. Кудрявый волчец.
Остро-пестро, Carduus Marianas.
Отбель, состав, употребляемый серебрянниками.
Очиток большой, Sedurn maius, Sedum acre L.
Очиток малый, см. Молодило.

П

Паклун, Teucrium Chamaepitys L.
Паличная трава, см. Паклун.
Папоротник, Polipodium Filix mos, Dryopteris filix-mass L.
Палочная трава, Melissa Citrina, Melissa officinalis L,
Паслена, см. Красавица.
Переступный корень, Radix Brioniae albae L.
Перец стручковый, Capsicum Annuum L.
Петрушка, Apium Petroselinum L.
Пижма, Tanacetum vulgare L.
Плакун, Lysimachia rubra, Lytrum Calicaria L, Chamae-nerium angustifolium L.
Подмарионник, Galium Luteurn, Galium verum L.
Подорожник, Plantago latifolia maior L.
Поленика, см. Ежевика.

Полынь, Artemisia Absynthium L.
Померанцы, Citrus Aurantium L.
Портулак, Portulace oleracea L.
Послена, см. Сладко-горько.
Поташ чистый, угле-калиевая соль K_2CO_3
Просвирок, Malva vulgaris, Malva silvestris L.
Проскурняк, Althaea officinalis L.
Простельная трава, Pulsatilla nigricans, Anemone Pulsatilla et pratensis L.
Пьяная трава, Rhododendrum chrysanthum, Thermopsis lanceolata L.

Р

Ревень, Rheum palmatum, Pheum officinalis L.
Репейник, Bardana, Arctium Lappa L. Репик, Eupatorium Cannabinum L.
Розмарин, Rosmarinus officinalis L.
Розмарин дикий, Rosmarinus sylvestris, Ledum palustre L.
Ромашка, Matricaria chamomilla L.
Ртуть.
Ртуть белая.
Ртуть красная.
Рута, Ruta, graveolens L. Ruta hortensis Mill L.
Рябина, ягоды.
Рябинка, дикая рябина, Tanacetum vulgare L.

С

Сабур, Aloe, perfoliata L.
Салат латук, Lactuca sativa L.
Сальный корень, Consolida maior, Symphytum offici-nale L.
Свиной хлеб, Ciclamen Europaeum L.
Свинцовая соль, Sacahurum Saturni.

Сельдерей, Apium hortense, Apium graveolens L.
Селитра, Nitrum purum.
Селитренная кислота, Acidum nitricum.
Семя льняное, Semen lini usitatissimi L.
Серебренник, Potentilla anserina L.
Скипидар, масло терпентинное, терпентин.
Сладко-горько, Solanum Dulcamare L.
Смородина черная, Ribes nigrum L.
Соколий перелет, Gentiana lutea, Gentiana cruciata L.
Солнцева сестра, Zichorium intybus L. Cichorium intybus L.
Солодковый корень, Radix liqniritae.
Соляная кислота оксигенированная.
Сон-трава, Pulsatilla nigricans, Anemone Pulsatilla et pratensis L.
Сосновые шишки.
Степница, Parietaria officinalis L.
Сулема, HgC_{12}.
Сурик
Сера горючая.
Серная кислота.
Серная печень, Hepar sulphuris L.

Т
Табак, Nicotiana Tabacum L.
Терновник, Acacia Germanica, Prunus spinosa L.
Тимиам полевой, Thymus vulgaris L.
Тмин, Carum carvi L.
Толокнянка, Arbutus uva ursi L, Arctostaphylos uva-ursi L.
Тополь, Populus nigra L.
Трилиственник водяной, Trifolium fibrinum, Menyanthes trifoliata L.
Тысячелиственник, Achillea Millefolium L.

У

Ужовник, Polygonum Bistorta L.
Укроп водяной, Phelandrium aquaticum L.
Укроп огородный, Anethum graveolens L.
Укроп Римский, Anethum Foeniculum L.

Ф

Фиалка, Viola odorata L.
Фиалка трехцветная, Viola tricolor L.
Фиалковый корень, Radix iridia Florentine L.

Х

Хмель, Humulus Lupulus L
Хрен, Raix Cochleariae Armoriae, Armoracia rusticana P. Gaertn.

Ц

Царский скипетр, Verbascum Thapsus L.
Царская трава, Imperatoria ostrantum.
Цикорий, Cichorium Intybus L.
Цвет шиповниковый, Flores Rosarum rubrarum L., Rosa centifolia domescena et canina L.

Ч

Чабер, Satureia hortensis L. Thymus serpyllum L.
Частуха, Alisma plantago L.
Черемуха, Prunus Padus L. Vaccinium myrtillus L.
Черника, Bacex Myrtilli.
Чернобыльник, Artemisia rubra, Artemisia vulgaris L.
Чеснок, Allium sativum L.
Чеснок дикий, или **Чеснок конский**, Scordium Teucvium L.
Чистотел, Chelidonium majus L.

Чистяк малый, Ranunculus ficaria, Chelidonium minus L.

Ш
Шабина трава, см. Пьяная трава.
Шалфей, Salvia officinalis L.
Шандра, Marrubium album, Marrubium vulgare L.
Шелковичное дерево, Morus nigra L.
Шильник водяной, Alisma Plantago L.
Шиповник, Rosa cinnamonea canina L.
Шпанские мухи, Cantharides Lytta vesicatoria L.

Щ
Щавель, Rumex Acetosa L.
Щавель конский, Lapathum acutum, Rumex acutus.

Я
Ягодный корень, Mezereum coccognidum.
Ягоды можжевеловые, Baeccae Juniperi communis L.
Ярь, см. Медянка.
Ясеневая корка, Cortex Fraxini excelsioris.

ПРИЛОЖЕНИЕ 5
УКАЗАТЕЛЬ БОЛЕЗНЕЙ

Английская болезнь, 14, 167
Антонов огонь, 144, 167
Апоплексия, 83, 89
Беспокойство, 17
Бессонница, 17
Болезнь
  английская, 14
  детская, 42
  ломотная, 59
  любострастная, 69
  падучая, 78
  частная, 112
Боль
  в желудке, 95
  в животе, 42
  головы, 23
  колен, 23
  поясницы, 23
Бородавка, 112
Бред, 17
Вереда, 138, 167
Веснушки, 125
Водяная болезнь, 167
Водянка, 167

Волосы
  рост, 132
  укрепление, 132
Ворвань, 167
Воспаление
  наружное, 114
Восстановление
  пота ног, 153
Вывих
  в суставах, 115
Выпадок
  из задней кишки, 116
  из матки, 116
Гангрена, 167
Гематома, 121
Гематомы, 167
Геморрой, 153, 157
Геморроидальные шишки, 156
Голова
  великая, 14
Головная боль, 27
Головокружение, 86
Гонорея, 69
Горячка, 19
  воспалительная, 17
  гнилая, 23
  желчная, 26
  лихорадочная, 27
  нервная, 32
  с сыпью, 36
  чахоточная, 37
Грудная жаба, 167
Грыжа, 42, 43, 117
Губы
  синие, 14
Десны
  испорченные, 108
Дитя
  беспокойное, 44

Дыхание
  скорое, 17
  тяжелое, 17
Жаба, 167
Жажда, 17
Жар, 17, 23, 27
Желвак, 117
Желтуха, 48
Замерзший, 51
Замороженный
  замертво, 51
Заноза, 120
Запой, 53
Запор, 44
Зашиб, 121
Зашибы, 167
Зоб, 117
Золотуха, 42, 167
Зрение
  притупление, 86
Зубы, 43
Ипохондрия, 56
Истерика, 55
Кашель, 17, 26, 37
Кликуша, 55
Коклюш, 44
Колики
  живота, 96
Корпус
  слаб, 14
Корчь, 124, 167
Корь, 46
Краснота
  лица от солнца, 124
Лихорадка, 32
Лицо
  бледное, 14
  краснота от солнца, 124
Лишай, 126

Ломота, 59
  в большом пальце у ноги, 149
  в мышцах, 21
Лысина, 131
Любострастная течь, 73
Любострастные наросты, 76
Любострастные пятна, 76
Любострастные чирьи, 74
Любострастные шишки, 76
Любострастный бобон, 71
Матка, выпадок, 116
Мозоль, 132
Молоко
  недостаток, 138
Моровая язва, 77
Нарыв, 138
Недостаток молока, 138
Ноги худы, 14
Ноготь, 133
  врастание, 133
Ногтоеда, 136, 168
Обварение кипятком, 139
Обморок, 82
Ожог, 139
Озноб, 27
Онемение суставов, 89
Опаление порохом, 142
Опухоль, 143
Опьянение, 55
Оспа, 43, 47
Отек, 143
Отморожение, 145
Отмороженные места, 144
Отравление
  ядом, 98
Падение с высоты, 104
Падучая болезнь, 78
Пальцы
  толстые, 14

Панариций, 168
Паралич, 83, 85, 86, 89
Парша, 130, 168
Перелой, 69
Переломление костей, 148
Перепрелость, 153
Подагра, 149
Понос, 42
Порча, 55
Пострел, 83, 89
Пот
  изнуряющий, 151
  ног, 153
  сильный, 152
Почечуй, 153
Припадок, 79
Простуда
  ног, 148
Рак, 157
Рахит, 14, 167
Рвота, 26, 45
Ревматизм, 21, 59, 65
Родимец, 43, 79, 168
Родимчик, 168
Роды тяжелые, 162
Руки худы, 14
Сведение
  ноги, 164
  руки, 164
Сифилис, 69
  поздний, 93
Скарлатина, 46
Слабость, 23, 37, 91
Слух
  притупление, 86
Спазмы
  желудка, 94
Спячая болезнь, 92

Старость, 97
Струпья, 130, 168
Стягивание мышц, 124, 167
Судорога, 43, 96, 124
Судороги, 93, 167
Сухость
  кожи, 17
  носа, 17
  рта, 17
Сухотка, 93
Сыпь
  красная, 45
Тошнота, 26
Туберкулез
  наружный, 167
Удавленник, 103
Удар, 83, 89
Урина
  красная, 37
Утопленник, 103
Ушиб, 121, 122
Ушибы, 167
Холера, 108
Хроническая ломота, 89
Цвет на детях, 45
Цинга, 104
Цинготная, 168
Чахотка, 40
Шанкер, 74
Шолуди, 130, 168
Экссудативный диатез, 167
Эпилепсия, 79
Язва
  моровая, 77